Naveen Kumar Singh
Piyusha Singh

Estudos sobre Cardiomiopatia em Caninos

Naveen Kumar Singh
Piyusha Singh

Estudos sobre Cardiomiopatia em Caninos

ScienciaScripts

Imprint

Cover image: www.ingimage.com

This book is a translation from the original published under ISBN 978-3-659-86056-0.

Publisher:
Sciencia Scripts
is a trademark of
Dodo Books Indian Ocean Ltd. and OmniScriptum S.R.L publishing group

120 High Road, East Finchley, London, N2 9ED, United Kingdom
Str. Armeneasca 28/1, office 1, Chisinau MD-2012, Republic of Moldova, Europe
Printed at: see last page
ISBN: 978-620-8-32311-0

LISTA DE CONTEÚDOS

Reconhecimento

Para além dos esforços próprios, o sucesso de qualquer projeto depende em grande medida do encorajamento e das orientações de uma miríade absoluta de pessoas, que foram fundamentais para a conclusão bem sucedida deste projeto. Uma vez que este projeto tem a marca de muitas pessoas, este capítulo da tese oferece-me a oportunidade de ouro para transmitir os meus sinceros agradecimentos a todos aqueles que, direta ou indiretamente, estenderam as suas mãos para a execução bem sucedida do trabalho de investigação.

Antes de mais, gostaria de expressar a minha sincera gratidão ao meu principal orientador, **o Dr. Anil Ahuja,** Diretor e Professor do Departamento de Medicina Veterinária Clínica da Faculdade de Veterinária e Ciência Animal de Bikaner, que me introduziu no mundo da cardiologia e do diagnóstico caninos. A sua vontade de me motivar contribuiu tremendamente para este projeto. Além disso, é extremamente prestável e ofereceu uma assistência, um apoio e uma orientação inestimáveis, não só na investigação e no domínio académico, mas também durante todo o meu programa de pós-graduação. Gostaria também de lhe agradecer muito por ter partilhado o seu conhecimento e experiência e por ter dedicado o seu precioso tempo a discussões inspiradoras sobre o meu trabalho de investigação. Ele sempre estimulou o desenvolvimento do pensamento crítico com entusiasmo e o autor divertiu-se imenso a trabalhar com ele. Espero que ele perceba o quanto eu o aprecio e amo.

Gostaria de expressar a sua sincera gratidão ao **Dr. J.P. Varshney,** cientista principal aposentado, Divisão de Medicina, IVRI, atualmente a trabalhar como consultor no hospital veterinário Nandini, Surat, cujas orientações rigorosas foram a pedra angular das realizações do autor. O autor está-lhe eternamente grato por ter aberto um novo mundo cheio de excelência, lealdade, honra e amizade. Colocou a minha carreira em primeiro lugar e deu-me um apoio inabalável. Gostaria de agradecer ao pessoal do Shri Surat Panjarapole Prerit Nandini Veterinary Hospital, Surat, por ter proporcionado as instalações necessárias para a realização do estudo.

Agradeço aos membros do comité consultivo, **Dr. A.P. Singh** (conselheiro), Professor, Dept. de Medicina Veterinária Clínica, Ética e Jurisprudência, **Dr. B.N. Shringi** (conselheiro), Professor, Dept. de Microbiologia Veterinária e Biotecnologia e **Dr. T.K. Gahlot** (reitor nomeado pela PGS), Diretor das Clínicas, Chefe e Professor, Dept. **T.K. Gahlot** (reitor nomeado pelo PGS), diretor clínico, chefe e professor do Departamento de Cirurgia e Radiologia, CVAS, Bikaner, pela sua presença constante em todos os momentos, pelo seu apoio e pelas suas sugestões sensatas em qualquer altura, bem como pela coordenação da investigação. Guardarei uma boa recordação das nossas discussões frutuosas.

É com orgulho que tenho o privilégio de expressar o meu profundo sentimento de gratidão ao **Dr. B.K. Beniwal**, Diretor, CVAS, Bikaner, por ter disponibilizado todas as instalações necessárias para este estudo. É com prazer que exprimo a minha gratidão ao **Dr. D.K. Bihani**, Professor, Departamento de Medicina Veterinária Clínica, Ética e Jurisprudência, ao **Dr. R.K.Tanwar**, Ex-Diretor clínico, Professor, Departamento de Epidemiologia e Medicina Veterinária Preventiva, ao **Dr. Fakhruddin,** Professor e Diretor e à **Dra. Anju Chahar**, Professora, Departamento de Epidemiologia e Medicina Veterinária Preventiva, CVAS, Bikaner.

Aproveito esta oportunidade para exprimir os meus agradecimentos aos meus respeitados seniores **Dr. S.K. Vyas, Dr. Deepika Dhuria, Dr. Mukesh Srivastava** e **Dr. Subhash Kachhawaha** pela sua cooperação e encorajamento constante. Entre a multidão de pessoas a quem estou grato, estou em dívida para com os **Drs. Jai Prakash Kachhawa, Naresh Kumar Mudgal, Nirmal Kumar Dadhich** e **Bajarang Lal Kashwan**.

Gostaria também de agradecer aos meus colegas, **Drs. Dinesh, Rakesh, Surendra, Ashok, Verendra, Mahesh, Rajendra, Sunil, Dharam Singh, Pawan, Sanjay, Satyanarayan, Hoolash, Ratan, Kartik e Dharmendra** pela ajuda imediata.

A ajuda e os serviços prestados por **Gargi, Ankit, Shri Chandra Sekhar, Ram Ratan Meel** e **Laxman Ram** e outro pessoal não docente da clínica e do Departamento de Medicina Veterinária Clínica, Ética e Jurisprudência são altamente reconhecidos.

A felicidade está tanto na busca como no alcance do objetivo, como hoje estou com o núcleo do meu Esforço. Ao persegui-lo, todas as mãos dos membros da minha família - o falecido **Ram Murat Singh (dada ji), a** falecida **Sra. Radhika Devi (dadi ji), o Sr. Bijendra Bahadur Singh (pai), a Sra. Sugavanti Devi (mãe), a Sra. Archana e Anuja (irmãs)** que sofreram muito para me trazerem a esta fase.

Local: Bikaner

Naveen Kumar Singh

Capítulo 1. INTRODUÇÃO

Durante a sua vida, os cães sofrem de muitas doenças fatais, como doenças bacterianas, virais, protozoárias, deficiências nutricionais e doenças sistémicas (Chandler *et al.,* 1979). As doenças cardíacas afectam 25% dos cães com mais de 7 anos de idade (Evans *et al.,* 2007). Nos últimos anos, as doenças cardíacas estão a ser diagnosticadas de forma cada vez mais frequente, com uma natureza insidiosa, e são consideradas como importantes problemas de saúde nos cães. Parker *et al.* (2006) concluíram que as doenças cardíacas caninas são comuns, complexas e devastadoras para os donos. São frequentemente assassinas silenciosas, deixando os donos e os criadores a pensar no que poderia ter sido feito para evitar a perda do seu animal de estimação. Os casos clínicos de doenças cardíacas foram apresentados com um historial de tosse nocturna, intolerância ao exercício, anorexia parcial ou total, inchaço na zona abdominal, embotamento e depressão, caquexia e, raramente, pulsação hepatojugular (Sarita *et al.,* 2009). Alguns cães podem morrer sem aviso prévio ou quaisquer indícios de doença (Strickland, 2007).

A cardiomegalia, como sinal consistente de doença cardíaca, pode ser observada em casos de cardiomiopatia hipertrófica ou dilatada (Litster e Buchanan, 2000). A cardiomiopatia dilatada (DCM) envolve uma dilatação do coração com um tamanho de câmara maior, paredes cardíacas mais finas e potência reduzida do batimento cardíaco, função miocárdica comprometida (sistólica +/- diastólica), dilatação ventricular e, frequentemente, taquiarritmias. No cão, existem predisposições raciais específicas e o Doberman Pinscher, o Dogue Alemão, o Scottish deerhound e o Irish wolfhound parecem estar mais representados (Kathryn, 2002). Um estudo efectuado por Alex e Alison (2004) provou que os cães de raça pura sofrem desta doença com uma taxa de prevalência de cerca de 0,65% em comparação com 0,16% para os cães de raça mista. Sugeriu que a maioria dos casos são genéticos ou familiares, mas não é certo que todos os casos sejam de origem genética. As anomalias nutricionais também podem contribuir e é possível que causas virais e imunomediadas possam estar envolvidas em alguns casos. Wess *et al.* (2010) relataram que a prevalência de DCM em várias faixas etárias e descobriram que na idade de 1 a <2 anos (3,3%), faixa etária de 2 a <4 anos (9,9%), faixa etária entre 4 a <6 anos (12,5%) e faixa etária entre 6 a 8 anos foi de 44,1%. A prevalência cumulativa mais elevada, de 58,2%, foi registada na raça Doberman Pinscher. Concluíram também que a distribuição por sexo era igual, mas os cães machos apresentavam alterações ecocardiográficas mais precoces do que as fêmeas. A manifestação e a progressão da doença são diferentes entre cães machos e fêmeas. A cardiomiopatia dilatada pode ocorrer em qualquer raça, embora seja observada mais frequentemente em cães de raças grandes (Carl, 2008).

De acordo com a Veterinary Medical Data Base da Universidade de Purdue, as raças afectadas, da maior para a menor prevalência, incluem Doberman Pinscher, Boxer, Dogue Alemão, Labrador Retriever, Cocker Spaniel Americano, Golden Retriever, Wolfhound Irlandês, São Bernardo, Springer Spaniel, Terra Nova, Cão Pastor Inglês, Cão de Caça Afegão, Deerhound Escocês e Cocker Spaniel Inglês.

Clarke (2007) afirmou que as doenças cardiovasculares nos cães têm certamente consequências devastadoras, mas os métodos de diagnóstico mais recentes permitem avaliações mais precoces e mais abrangentes dos pacientes com doenças cardíacas. Obviamente, a melhor altura para a intervenção médica ou cirúrgica é antes do aparecimento dos sinais clínicos. As doenças adquiridas para as quais a intervenção precoce foi comprovada ou parece ser benéfica incluem a dirofilariose, a regurgitação mitral, a cardiomiopatia dilatada (DCM), a cardiomiopatia hipertrófica (HCM), a hipertensão, a endocardite e alguns casos de efusão pericárdica (Clarke, 2007). A hipertrófica é uma doença em que o ventrículo hipertrofiado causa insuficiência cardíaca congestiva e disritmias. A incidência é registada como sendo de 1,6-5,2%. É provável que a doença seja hereditária, embora os factores de modificação possam causar uma expressão variável da doença (Alex e Alison, 2004).

O eletrocardiograma (ECG) é uma modalidade de diagnóstico utilizada para diagnosticar uma arritmia, avaliar o tamanho das câmaras cardíacas, monitorizar um doente com um trauma crítico, individualizar a terapia para doentes cardíacos e avaliar doentes com suspeita de toxicose medicamentosa, como a digoxina e a procainamida (Shawn, 2003). A cardiomiopatia foi diagnosticada através do ECG. O ECG mede os impulsos eléctricos do coração. Um batimento cardíaco normal é muito óbvio e altamente previsível num ECG, tal como quaisquer anomalias, como contracções pré-maturas ventriculares, que são comuns na DCM (Martin *et al.*, 2010).

A radiografia torácica é uma parte integrante do diagnóstico e tratamento de doenças cardíacas (Root e Bahr, 2000). Foram relatados estudos que utilizaram a planimetria e vários rácios cardiotorácicos, tendo sido introduzida uma diretriz de 2,5 a 3,5 espaços intercostais para cães, mas as limitações deste método são as variações do tamanho e da forma do coração, a conformação do tórax, a fase de respiração, a sobreposição de costelas e a imprecisão dos pontos de medição (Lamb e Boswood, 2002). O método de medição da silhueta cardíaca canina, que envolve a medição dos seus eixos longo e curto numa radiografia lateral e a comparação da soma destas medições com os corpos vertebrais torácicos médios, para produzir um índice sem unidade denominado pontuação cardíaca vertebral (VHS), é descrito por Buchanan e Bucheler (1995). Vários factores que influenciam as medições do VHS incluem diferenças entre raças no que diz respeito ao tamanho e forma normais do coração, sendo importante ter em conta sempre que o coração é avaliado (Hansson *et al.*, 2005). Lamb *et al.* (2001) documentaram o escore VHS para várias raças como Doberman (10 ± 0,6), Pastor

Alemão (9,7 ± 0,7), Cavalier King Charles Spaniel (10,6 ± 0,5), Labrador Retriever (10,8 ± 0,6) e Boxer (11,6 ± 0,8). Além disso, sugeriu a utilização de valores VHS específicos da raça para ter uma elevada especificidade para o tamanho normal do coração. A pontuação VHS pode ser usada para avaliar cardiomegalia progressiva (Buchanan e Bucheler, 1995), insuficiência cardíaca experimental induzida por estimulação (Nakayama *et al.*, 2001) e hipoadrenocorticismo (Melian *et al.*, 1999).

A actina e a miosina são as proteínas envolvidas na contração do coração na presença de ATP e de cálcio, enquanto as funções reguladoras são regidas pela troponina e pela tropomiosina. A miosina ATPase divide o ATP em quantidades suficientes para a contração quando interage com a actina. Esta interação é controlada pelas proteínas reguladoras troponina e tropomiosina de uma forma dependente do cálcio. Na diástole, a interação entre a actina e a miosina é suprimida devido ao efeito inibitório da troponina. Quando o cálcio é fornecido, o efeito inibitório é ultrapassado e a actina e a miosina formam pontes cruzadas. À medida que a concentração de cálcio aumenta, são recrutadas mais pontes cruzadas e desenvolve-se mais tensão para a contração. O relaxamento ocorre à medida que a atividade das pontes cruzadas diminui em resposta a uma diminuição da concentração de cálcio (Shawn, 2003). A troponina I cardíaca (cTnI) é um polipéptido que se encontra especificamente no tecido muscular cardíaco (Drzewiecki e Li, 1998). As concentrações séricas desta proteína têm sido utilizadas como um indicador de diagnóstico e prognóstico de doenças cardíacas em seres humanos e, mais recentemente, em cães. Foram observadas concentrações elevadas de cTnI em associação com várias condições patológicas, incluindo babesiose, cardiotoxicidade da doxorrubicina, doença da válvula mitral, estenose subaórtica (SAS), cardiomiopatia dilatada (DCM), efusão pericárdica, dilatação gástrica - volvulus (GDV), contusões cardíacas (Shaw *et al.*, 2004). A medição da troponina I cardíaca é um teste de diagnóstico valioso que pode detetar a fase inicial da cardiomiopatia (Wess *et al.*, 2010). Vecchio (2009) também sugeriu que os aumentos na cTnI estão associados a processos patológicos do miocárdio.

Atualmente, a cardiomiopatia dilatada em caninos é tratada com medicamentos como inibidores da ECA, pimobendon, digitoxina, losarton, lignocaína, diltiazem, diuréticos, juntamente com a suplementação de taurina, L carnitina e dieta restrita em sal.

Tendo em conta a importância das doenças cardíacas nos caninos, o presente estudo foi realizado com os seguintes objectivos

1- Estudar o perfil clínico da cardiomiopatia canina.

2- Estudar o perfil eletrocardiográfico na cardiomiopatia canina.

3- Comparar a eficácia do ECG, da radiografia e da Troponina-I cardíaca (cTnI) no diagnóstico de cardiomiopatia em caninos.

4- Efetuar um tratamento racional de acordo com o diagnóstico.

Capítulo 2. REVISÃO DA LITERATURA

A revisão da literatura relativa a vários aspectos da cardiomiopatia em caninos é descrita nos seguintes pontos.

1- **Prevalência de cardiomiopatia**

2- **Perfil clínico**

3- **Perfil eletrocardiográfico**

4- **Radiografia**

5- **Troponina I cardíaca (Biomarcador de cardiomiopatia)**

6- **Tratamento**

1- Prevalência de cardiomiopatia

Christophe (1984) analisou os sinais clínicos, os electrocardiogramas e os ecocardiogramas de 12 cães com cardiomiopatia dilatada de raças grandes e insuficiência cardíaca congestiva. Houve uma alta prevalência de machos (11 cães) e da raça Doberman (7 cães). Sete cães apresentavam fibrilhação auricular. Os ecocardiogramas revelaram aumentos significativos das dimensões do ventrículo esquerdo e da aurícula esquerda.

Vollmar (2000) referiu que a cardiomiopatia em Irish Wolfhounds foi avaliada através de uma revisão retrospetiva dos resultados de exames cardiovasculares efectuados em 500 cães apresentados para serviços veterinários na clínica do autor. Foram encontradas anomalias em 209 (41,8%) dos cães examinados. A cardiomiopatia dilatada (DCM) foi diagnosticada em 121 (24,2%) dos cães e foi acompanhada de fibrilhação auricular em 106 cães. Dezassete cães sofriam de insuficiência cardíaca congestiva (ICC) avançada e 55 cães sofriam de ICC ligeira a moderada em consequência de DCM. A insuficiência cardíaca congestiva foi mais frequentemente caracterizada por derrame pleural ligeiro a grave devido a insuficiência cardíaca do lado direito, para além de edema pulmonar. Foram detectados distúrbios do ritmo sem evidência de DCM em 48 cães. Quarenta cães apresentavam anomalias ecocardiográficas sem sinais de DCM. Regurgitações mitrais leves a moderadas foram diagnosticadas em 13 (2,6%) desses 40 cães examinados. Em 39 cães que morreram como resultado de DCM, o tempo mediano de sobrevivência desde o momento do diagnóstico foi de 5,1 meses e em 59 cães com DCM que ainda estão vivos, o tempo mediano de sobrevivência é de 15,7 meses.

Andrea *et al.* (2003) referiram que a cardiomiopatia dilatada canina (DCM) é uma doença adquirida do músculo cardíaco de etiologia desconhecida, caracterizada por arritmias de início geralmente no adulto, insuficiência cardíaca congestiva (CHF) e morte súbita. A insuficiência miocárdica associada à miocardite foi bem documentada em cachorros infectados com parvovírus. Embora uma forma de DCM tenha sido recentemente descrita em cães de água portugueses juvenis, não foi relatada em pinschers Doberman juvenis, uma raça conhecida pela sua elevada prevalência de DCM.

Yamaki *et al.* (2007) realizaram exame físico e medição da pressão arterial por doppler indireto e ainda eletrocardiografia, radiografia torácica, ecocardiografia e eletrocardiografia ambulatória de 24 horas em 40 cães com cardiomiopatia dilatada idiopática, tendo sido detectada extrassístole ventricular em 97,5% dos animais e taquicardia ventricular em 49%.

A doença valvular adquirida foi a cardiopatia mais comum (76,7%), ocorrendo principalmente em cães machos de raças pequenas. A cardiomiopatia dilatada foi a segunda patologia cardiovascular mais diagnosticada (9,8%) e mais frequentemente observada em cães machos de raças grandes ou gigantes. No entanto, a raça Cocker Spaniel também apresentou uma elevada prevalência para esta cardiopatia (Castro *et al.,* 2009)

Wess *et al.* (2010) observaram que a prevalência cumulativa da cardiomiopatia do Doberman Pinscher foi de 58,2%. Houve uma distribuição igual entre os sexos, mas os cães machos apresentaram alterações ecocardiográficas mais precoces do que as fêmeas, que tinham significativamente mais complexos prematuros ventriculares (VPCs). Além disso, relatou que a prevalência de DCM em vários grupos etários era a seguinte: grupo etário 1 (1 a <2 anos) 3,3%, grupo etário 2 (2 a <4 anos) 9,9%, grupo etário 3 (4 a <6 anos) 12,5%, grupo etário 4 (6 a <8 anos) 43,6% e grupo etário 5 (>8 anos) 44,1%.

Stephenson *et al.* (2012) referiram que a prevalência da DCM no Reino Unido, nos Grandes Dinamarqueses (GD), é mais elevada do que o anteriormente relatado e que é provável que haja uma herança autossómica dominante. Devem ser utilizados intervalos de referência dependentes do sexo ou do peso corporal para o ECHO em GD e os intervalos de referência actuais podem subestimar o ESVI em GD. As arritmias ventriculares podem desempenhar um papel importante na DG com DCM.

2- Perfil clínico

Van *et al.* (1981) referiram a dispneia, a distensão abdominal por ascite e a perda de peso como os sinais clínicos mais comuns na cardiomiopatia canina. Verificaram que a raça Great Dane e o sexo masculino são os mais frequentemente afectados pela cardiomiopatia.

As fontes de referência veterinárias definem a cardiomiopatia como uma doença miocárdica idiopática, um termo de diagnóstico geral que designa uma doença miocárdica primária de causa desconhecida ou uma disfunção primária do miocárdio de causa desconhecida (Jones *et al.,* 1997).

Robinson e Maxie (1993) classificaram três categorias principais de cardiomiopatia na literatura veterinária, com base no comprometimento funcional, sendo uma delas a cardiomiopatia dilatada, que se caracteriza pela redução da contratilidade miocárdica com aumento do volume diastólico final do ventrículo. Na literatura mais antiga, a DCM é denominada cardiomiopatia congestiva (Wynne e Braunwald, 1992). A segunda é a cardiomiopatia hipertrófica, na qual existe hipertrofia ventricular esquerda ou direita, que é geralmente assimétrica e envolve o septo interventricular (Richardson *et al.*, 1996). A terceira é a cardiomiopatia restritiva, que se caracteriza por fibrose endomiocárdica, redução da complacência ventricular e comprometimento do enchimento ventricular (Robinson e Maxie, 1993).

Os cardiologistas veterinários utilizam o exame clínico, a auscultação, a radiografia torácica, a eletrocardiografia e a ecocardiografia para diagnosticar a disfunção cardíaca em cães. Os termos oculto e prodrómico são normalmente utilizados para designar as fases iniciais da cardiomiopatia (Calvert, 1995). As fases prodrómicas da DCM podem ser diagnosticadas no exame clínico através de uma combinação de antecedentes familiares de DCM, síncope, auscultação de um ritmo cardíaco anormal e eletrocardiografia (Calvert *et al.*, 1997).

A cardiomiopatia dialética foi descrita pela primeira vez em 1970 por Ettinger, Bolton e Lord como insuficiência cardíaca congestiva (ICC) com dilatação do coração na ausência de outra doença cardíaca (Tidholm e Jonsson, 2005). A DCM é uma doença crónica progressiva do músculo cardíaco que provoca o aumento do ventrículo esquerdo e, por vezes, do direito (Koch *et al.*, 1996). A DCM afecta várias raças grandes de cães domésticos, incluindo o Doberman Pinscher, o Dogue Alemão, o Boxer, o Cão de Água Português e o Irish Wolfhound (Meurs *et al.*, 2001). A DCM é uma doença heterogénea, tanto em termos de manifestações clínicas como de causas genéticas (Bachinski e Roberts, 1998).

Lunney e Ettinger (1995) sugeriram que os ritmos cardíacos irregulares, a variabilidade dos sons cardíacos, os sopros ou a divisão são sugestivos de perturbações cardíacas. Os mesmos autores sugeriram que membranas mucosas pálidas, pulsações jugulares exageradas e pulsos arteriais fracos ou irregulares podem ser um achado concomitante em cães afectados por DCM.

Bachinski e Roberts (1998) sugeriram que a deteção e a intervenção da doença são mais benéficas para os animais afectados durante a fase pré-clínica, quando os medicamentos paliativos, concebidos para manter a ação de bombeamento do coração e eliminar o excesso de fluido causado pela função cardíaca deficiente, têm o maior impacto na qualidade de vida e na sobrevivência a longo prazo.

Sisson *et al.* (1999) encontraram sinais de dispneia, tosse, depressão, intolerância ao exercício, inapetência, síncope, perda de peso, distensão abdominal e polidipsia em casos clínicos de DCM. Também relataram os achados no exame físico de taquipneia, taquicardia, arritmia e um sopro sistólico de baixa intensidade, pulsos arteriais femorais fracos em cães com DCM.

A arritmia é um sinal clínico consistente em (35%) cães afectados com DCM e em que o registo de eventos cardíacos foi diagnosticado, enquanto nos restantes (65%) cães a arritmia cardíaca foi excluída como causa dos sinais clínicos (Bright e Cali, 2000).

Bilinska *et al.* (2003) sugeriram que o prognóstico para cães com DCM evidente é sombrio, com tempos de sobrevivência que variam de semanas a meses. No entanto, a intervenção e o tratamento precoces podem travar a progressão da doença e evitar a morte súbita. Os cães com DCM acabam por progredir para CHF se não ocorrer morte súbita (Koch *et al.,* 1996). A DCM é caracterizada por várias caraterísticas clínicas comuns.

Dukes *et al.* (2003) sugeriram que o diagnóstico de DCM requer uma dilatação pronunciada do ventrículo esquerdo e, possivelmente, do direito, função sistólica comprometida e aumento da esfericidade do ventrículo esquerdo. Com o início da doença, as células cardíacas cessam a sua função normal para manter a eficiência de bombeamento do coração e a perfusão dos tecidos (Yung *et al.,* 2004), levando a uma elevada mortalidade dos cães afectados (Beischel *et al.,* 2004). Isto, por sua vez, provoca uma diminuição da função sistólica e diastólica e acaba por conduzir à insuficiência cardíaca.

Tarducci *et al.* (2003) referiram duas fases comummente reconhecidas da DCM. A DCM pré-clínica é a fase em que começam a ocorrer alterações celulares. Durante este período, os cães não apresentam sinais clínicos de DCM. A DCM pré-clínica pode ser breve para alguns cães, mas noutros pode durar anos. Nestes últimos cães, observa-se uma pressão arterial normal, resistência, fluxo sanguíneo e fornecimento de oxigénio aos tecidos.

Beischel *et al.* (2004) registaram a DCM como a forma mais comum de doença cardiovascular primária canina, que representa aproximadamente 60-87% do total de cardiomiopatias. Normalmente, a doença é caracterizada pelo aumento progressivo do ventrículo esquerdo e pela consequente inibição da capacidade do coração para bombear sangue para todo o corpo. Com o tempo, a perturbação crónica do fluxo sanguíneo adequado e a oxigenação subóptima dos tecidos que lhe está associada conduzem a arritmias, tosse, síncope, ascite e, em casos mais graves, a insuficiência cardíaca congestiva e morte súbita (Borgarelli *et al.,* 2001).

Intolerância ao exercício e sinais clínicos clássicos de ICC, como perda de peso acentuada e caquexia em casos avançados de DCM. Na ICC do lado esquerdo, os sinais clínicos incluem taquipneia, dificuldade respiratória e tosse relacionada com edema pulmonar, enquanto na ICC do lado direito a pulsação jugular, a distensão venosa jugular, a hepatomegalia e a ascite são as caraterísticas mais comuns. A insuficiência biventricular inclui os achados acima referidos, juntamente com derrame pleural. Afirmam também que a auscultação pode revelar galopes auriculares e ventriculares, sopros sistólicos ou arritmias (Matthew, 2005).

Parker *et al.* (2006) referiram que a DCM é uma doença de início na idade adulta no cão. No entanto, a idade de início e a possível contribuição de factores ambientais dificultam a identificação dos doentes afectados. Os sintomas podem incluir tosse, falta de ar, intolerância ao exercício, síncope, arritmias cardíacas, nomeadamente fibrilhação auricular, contracções ventriculares prematuras (PVC) ou mesmo morte súbita.

Eldredge *et al.* (2007) definiram a cardiomiopatia como uma doença do músculo cardíaco. Tipicamente, a cardiomiopatia refere-se a uma doença primária do músculo cardíaco que resulta em disfunção cardíaca, que pode ocorrer em mais do que uma forma, e as diferenças estão na forma como o músculo cardíaco é afetado. A cardiomiopatia primária é geralmente devida a uma causa desconhecida, embora se pense que seja genética na maioria dos casos, como na disfunção valvular. As cardiomiopatias secundárias são doenças extracardíacas que causam disfunção do músculo cardíaco e que incluem hipertensão arterial, desequilíbrios hormonais, infecções, arritmias, toxinas, deficiências nutricionais e enfarte. Além disso, sugeriu a importância da diferenciação entre cardiomiopatia primária e secundária, uma vez que muitas destas causas de cardiomiopatia podem ser tratadas (e por vezes curadas) através da resolução da causa da doença do músculo cardíaco. Afirmaram também que todas as formas de cardiomiopatia podem ser tratadas para prolongar a vida do animal ou para aumentar a sua qualidade de vida. Mas se a doença for crónica e progressiva, não pode ser curada. Além disso, sugeriu que a má circulação nas cardiomiopatias pode ser determinada observando a cor das gengivas e da língua, sendo o rosa profundo um sinal de normalidade, ao passo que uma cor cinzenta ou azulada é um sinal de oxigénio inadequado no sangue. Também sugeriram que a tosse durante ou após o exercício, que pode piorar à noite, é uma caraterística consistente de um coração comprometido.

A intolerância ao exercício, a tosse nocturna persistente, a dispneia na postura vertical e a ascite foram sinais clínicos importantes e a auscultação provou ser o meio mais valioso de diagnosticar doenças cardíacas em cães afectados (Gupta *et al.*, 2007).

Oyama *et al.* (2007) concluíram que a fase pré-clínica tem uma duração muito variável e refere-se ao período etiológico em que os sinais e sintomas não são perceptíveis aquando de um exame de rotina. A DCM aberta refere-se ao período de tempo em que os sinais e sintomas clínicos surgem e os efeitos debilitantes da doença se tornam imediatamente visíveis nos animais afectados. Normalmente, o diagnóstico é efectuado na fase evidente, quando os cães têm entre quatro e seis anos de idade.

Priyanka (2012) estudou casos clínicos de doenças cardíacas em canídeos e relatou depressão e embotamento, fraqueza, letargia e esforço fácil em todos os cães com doenças cardíacas, enquanto outros sinais como fraqueza posterior (12,5%), apetite refratário (69,79%), dispneia (17,71), tolerância reduzida ao exercício (21,5%), síncope (2,08%) estão presentes de forma variável em cães com doenças cardíacas.

3 Perfil eletrocardiográfico

Tilley (1992) descreveu os valores normais da eletrocardiografia para cães saudáveis, que são apresentados na tabela 1. As medições são efectuadas com uma velocidade do papel de 25 mm/seg.

Tabela 1: Valores normais das durações e amplitudes dos complexos ECG

Medições	Valores normais
Frequência cardíaca	Adulto (70 - 160/min) Cachorro (70 - 220/min)
Duração da onda P	<0,04 seg Raças gigantes<0,05 seg
Amplitude da onda P	<0,4 mV
Intervalo P - R	0,06 - 0,13 seg
Duração do QRS	<0,05 seg. Raças gigantes<0,06 seg
Amplitudes da onda R	<2,0 mV Raças gigantes<2,5 mV
Segmento S - T	Depressão (<0,2 mV) e Elevação (<0,15 mV)
Onda T	<0,25 da amplitude normal da onda R
Intervalo Q - T	0,15 - 0,25 seg

Edward e Tilley (1985) referiram que a fibrilhação auricular tem sido comummente associada ao aumento auricular, à insuficiência valvular crónica e à cardiomiopatia dialética, que pode ser caracterizada por uma desorganização eléctrica completa a nível auricular, levando a um aumento caótico e rápido da despolarização (Ettinger *et al.,* 2000).

Shawn (2003) explicou a razão de cada forma de onda (P, intervalo PR, QRS, intervalo QT e T) gerada, que fornece informações regionais sobre despolarização ou repolarização e condução. Os complexos são avaliados na derivação II com velocidade de papel de 25 ou 50 mm/seg. A onda P resulta da despolarização auricular. O intervalo PR (PQ) reflecte o tempo necessário para o impulso passar do nódulo SA, através do nódulo AV e para os ventrículos. A medição é efectuada desde o início da onda P até ao início da onda Q. O complexo QRS resulta da despolarização ventricular. Por definição, a onda Q é a primeira deflexão negativa após a onda P e representa a despolarização do septo. A onda R é a primeira deflexão positiva após a onda P e representa a despolarização dos ventrículos. A onda S é a primeira deflexão negativa após a onda R e representa a despolarização das paredes basilares dos ventrículos. A onda T resulta da repolarização ventricular. As ondas T podem ser positivas, negativas ou bifásicas, mas não devem mudar de polaridade em ECGs seriados. Ondas T grandes podem ser observadas com hipóxia miocárdica, distúrbios da condução interventricular, bradicardia, aumento dos ventrículos e hipercalemia. O intervalo QT indica a duração da sístole ventricular. As alterações na morfologia da onda P-QRS-T em caninos e suas possíveis causas são apresentadas na tabela 2.

Cote e Ettinger (2005) referem que o complexo prematuro ventricular ocorre quando o pacemaker com maior atomicidade, que se caracteriza por uma frequência cardíaca lenta com um complexo de escape. Tais achados eletrocardiográficos são secundários a uma anormalidade da formação/condução do impulso. Os complexos prematuros ventriculares são despolarizações prematuras geradas por um foco ectópico localizado no tecido ventricular. A taquicardia ventricular é uma série de três ou mais complexos pré-maduros ventriculares que ocorrem a uma velocidade elevada. Pode ser contínua (sustentada) ou intermitente (paroxística).

Tabela 2: Alteração dos parâmetros do ECG em caninos e suas razões

Alteração da forma de onda	**Causas possíveis**
Onda P	
P alto (P pulmonale)	Aumento da aurícula direita
P largo (P mitrale)	Aumento da aurícula esquerda
Ausente P	"Pseudo-anormalidade, procurar ondas P noutras derivações. Hipercalemia, paragem auricular, aurícula silenciosa ou fibrilhação auricular (procurar linha de base irregular)
P Variação da altura	Marca-passo errante (achado normal, particularmente na arritmia sinusal) Batimentos prematuros atriais ou juncionais
Duração do intervalo PR / PQ	
Duração do intervalo PR/ PQ	**Encurtado** em tónus simpático elevado e via acessória que passa pelo nódulo AV **Prolongado** no bloqueio AV de primeiro grau
Parâmetro QRS	
Onda Q profunda	Aumento biventricular mas variação normal em cães de peito profundo
Onda R alta	Aumento do ventrículo esquerdo

QRS largo	Aumento dos ventrículos Perturbação da condução intraventricular.
QRS pequeno	Variação normal, derrame pericárdico, derrame pleural, pneumotórax, hipotiroidismo, obesidade
Onda S profunda	Aumento do ventrículo direito, hipertrofia do ventrículo esquerdo
Modificações no segmento ST	
Elevação	Hipóxia do miocárdio, derrame pericárdico, pericardite, toxicidade da digoxina, enfarte do miocárdio transmural
Depressão	Hipóxia do miocárdio, toxicidade da digoxina, desequilíbrio de potássio, enfarte do miocárdio subendocárdico
C	**Segmento de TI Duração**
Prolongamento	Hipocalemia, hipocalcemia, hipotermia, bradicardia, terapêutica com quinidina, perturbação da condução
Encurtamento	Hipercalemia, hipercalcemia, digoxina
Onda T	
Grande	Hipóxia do miocárdio, perturbação da condução interventricular, bradicardia, aumento dos ventrículos e hipercalemia.
Pequeno	Variação normal, derrame pericárdico, derrame pleural, pneumotórax, hipotiroidismo, obesidade

Kathryn (2005) afirmou que, na cardiomiopatia dilatada do canino, o aumento do átrio e do ventrículo esquerdos e a taquicardia sinusal, a fibrilação atrial ou a taquiarritmia ventricular são achados comuns durante a eletrocardiografia.

Yamaki *et al.* (2007) detectaram extrassístole ventricular em 97,5% dos animais e taquicardia ventricular em 45% dos cães com DCM. Concluiu-se que a incidência de arritmias ventriculares é elevada em cães com cardiomiopatia dilatada, sendo a taquicardia ventricular, maioritariamente não sustentada, relativamente frequente.

Martinez (2008) relatou que as arritmias mais comuns na cardiomiopatia dilatada canina foram a taquicardia sinusal, a fibrilação atrial e a ectopia ventricular (complexos prematuros ventriculares e taquicardia ventricular).

Duygu *et al.* (2009) afirmaram que os achados electrocardiográficos eram variáveis em cães com cardiomiopatia dilatada, como alguns complexos QRS que sugeriam dilatação do ventrículo esquerdo, alguns eram alargados com uma descida desleixada da onda R e também foram registados enrugamento ST-T e perturbações da condução intraventricular. A fibrilhação auricular foi a arritmia mais comum (Tidholm e Jonsson, 1997). Também encontrou correlações entre a concentração sérica de cTnI e o número de VPCs/24 h e entre a concentração e o grau de arritmia no cão Boxer. Sugeriu também que a arritmia era um achado comum e que este facto pode ter contribuído para os valores elevados de cTnI.

Joshua *et al.* (2010) relataram que os Boxers adultos clinicamente normais tinham geralmente <91 VPCs/24 h e um grau de arritmia <2. Boxers com >91 VPCs/24 h eram incomuns e podem ter representado cães com cardiomiopatia arritmogénica do ventrículo direito ou outros processos de doença que poderiam ter resultado no desenvolvimento de arritmias ventriculares.

Noszcyzk *et al.* (2010) efectuaram um estudo para analisar as arritmias paroxísticas em cães com doenças cardíacas. Foram diagnosticadas arritmias paroxísticas que resultaram em dispneia paroxística ou desmaio em cães e as arritmias registadas foram correlacionadas com os sintomas dos cães. As arritmias menos frequentes foram o flutter auricular paroxístico e a fibrilhação auricular.

Wess *et al.* (2010) sugeriram que os exames de Holter revelaram >100 VPCs/24 horas. Pelo menos 1 VPC durante um ECG de 5 minutos foi detectado em 64,2%. Não foram encontradas VPCs no ECG de 5 minutos em 35,8% dos Doberman Pinschers afectados por cardiomiopatia. Um ECG de 5 minutos com pelo menos 1 VPC como ponto de corte teve uma sensibilidade de 64,2%, uma especificidade de 96,7%, um valor preditivo positivo de 85,6% e um valor preditivo negativo de 89,9% para a presença de > 100 VPCs/24 horas em Doberman Pinschers afectados por cardiomiopatia.

Dhanapalan (2003) afirmou que os complexos prematuros atriais surgem de focos ectópicos nos átrios e podem levar a taquicardia atrial/flutter/fibrilhação. Estes complexos podem ser de variação normal em cães idosos. O impulso propagado através da aurícula para o nódulo AV não consegue chegar aos ventrículos. Ao examinar o eletrocardiograma, nota-se uma onda P com uma forma anormal, que é prematura e pode estar "enterrada" ou sobreposta à onda T anterior.

A medição da duração do QRS é relativamente simples de efetuar a partir de um registo de ECG de superfície. Uma duração >60 ms está associada a tempos de sobrevivência mais curtos em cães com DCM, o que pode fornecer aos profissionais informação prognóstica adicional (Pedro *et al.*, 2011).

Varshney *et al.* (2011a) relataram trinta casos de fibrilação atrial/flutter em cães com doença inexplicável e fraqueza, negativos para protozoário sanguíneo e/ou parasita rickettsial. A fibrilação atrial foi caracterizada por ondas f grosseiras ou finas que repetiam a onda P sinusal normal.

Satish *et al.* (2011) descrevem que a onda elevada, o QRS largo e o encurvamento do ST foram observados em 3,91% dos cães e caracterizados pelo aumento da largura do complexo QRS superior a 0,08s e pela onda R positiva foram a anormalidade da forma dilatada da cardiomiopatia.

4 Perfil radiográfico

Buchanan e Bucheler (1995) calcularam a pontuação cardíaca vertebral em 100 cães adultos clinicamente normais de várias raças, sendo a média de 9,7 ± 0,5 (média ± DP) e 10,2 ± 0,83 vértebras em radiografias laterais e ventrodorsais, respetivamente.

Lister e Buchanan (2000) sugeriram que a escala cardíaca vertebral pode ser um método para medir as silhuetas cardíacas de cães com doenças cardíacas, e também enfatizaram que o método seria um auxílio útil para a avaliação cardíaca em cães, particularmente para observadores inexperientes que podem ser especialmente propensos a interpretações falsas positivas ao examinar radiografias de filhotes, raças braquicefálicas de cães obesos.

Lamb *et al.* (2001) publicaram intervalos específicos para seis raças, nos quais o VHS médio foi superior a 10,5 em três das seis raças, Doberman (10 ± 0,6), Pastor Alemão (9,7 ± 0,7), Cavalier King Charles Spaniel (10,6 ± 0,5), Labrador Retriever (10,8 ± 0,6) e Boxer (11,6 ± 0,8) vértebras. Em particular, os cães Boxer tinham uma silhueta cardíaca maior do que as outras raças. Apenas o Doberman e o Yorkshire Terrier apresentaram uma faixa normal próxima da faixa de referência genérica para a escala cardíaca vertebral de 8,7 a 10,7 vértebras, calculada a partir dos dados de Buchanan e Bucheler (1995). Hansson *et al.* (2005) relataram que o valor médio da VHS nos Cavalier King Charles Spaniels normais foi de 10,8 ± 0,5 vértebras, o que está ligeiramente acima do limite superior sugerido para o tamanho normal do coração na maioria das raças.

Nakayama *et al.* (2001) correlacionaram os achados eletrocardiográficos com a VHS como um método para quantificar a cardiomegalia em cães. Os cães foram submetidos a um ritmo rápido até atingirem vários graus de cardiomegalia e foram monitorizados por radiografia torácica e eletrocardiografia durante o desenvolvimento da cardiomegalia. O VHS aumentou com o aumento da duração ou da taxa de estimulação ou com ambos, e a relação átrio esquerdo-aorta, o diâmetro diastólico final do ventrículo esquerdo, o diâmetro sistólico final do ventrículo esquerdo, a duração da onda P e a duração do QRS correlacionaram-se significativamente com o VHS.

Sleeper e Buchanan (1999) conceberam um sistema de medição cardíaca que tem em conta a variação inerente ao tamanho do coração entre raças. O sistema é chamado de escala ou tamanho do coração vertebral (VHS) e foi investigado em cães. Utiliza a soma do comprimento e da largura da silhueta cardíaca, que é depois traduzida nas unidades totais de comprimento das vértebras torácicas com uma aproximação de 0,1 vértebra.

Christopher *et al.* (2002) relataram que a faixa normal genérica do VHS cardíaco é de 8,7 a 10,7, com base na análise de 100 cães de várias raças por meio de radiografia lateral.

Lamb e Boswood (2002) sugeriram que foram efectuados estudos que utilizaram a planimetria e vários rácios cardiotorácicos, tendo sido introduzida uma diretriz de 2,5 a 3,5 espaços intercostais para cães, mas as limitações deste método são as variações do tamanho e da forma do coração, a conformação do tórax, a fase de respiração, a sobreposição de costelas e a imprecisão dos pontos de medição.

Root e Bahr (2002) afirmaram que a avaliação radiológica do tórax de pequenos animais é um dos testes de diagnóstico mais importantes e mais frequentemente efectuados na prática de pequenos animais. Apesar do advento da ecocardiografia, a radiografia torácica continua a ser parte integrante do diagnóstico e do tratamento das doenças cardíacas.

Informações importantes sobre doenças cardíacas são frequentemente obtidas a partir de radiografias torácicas. Existem mais variações no coração canino normal do que em qualquer outro órgão e o coração é inerentemente variável em termos de tamanho devido à sua contratilidade durante o ciclo cardíaco. Além disso, existe uma variação considerável de raça no que respeita ao tamanho e forma normais do coração.

Marin *et al.* (2007) utilizaram o tamanho do coração vertebral (VHS) para avaliar as dimensões cardíacas em radiografias torácicas e sugeriram que um VHS elevado poderia ser devido à presença de patologia cardíaca, como cardiomiopatia dilatada, doença valvular atrioventricular degenerativa, derrame pericárdico, hérnia diafragmática pericardioperitoneal, displasia tricúspide, defeito do septo ventricular ou persistência do canal arterial, entre outras.

Maria (2012) referiu que podem ser observadas radiografias de dilatação da aurícula esquerda, enquanto as dimensões das câmaras ventriculares parecem normais. Na projeção dorso-ventral, pode ser evidente um "coração de Valentim" clássico, devido a um aumento acentuado da aurícula esquerda ou bi-atrial, embora isto não seja específico da cardiomiopatia restritiva (RCM) em relação a outras cardiomiopatias. Refere ainda que a congestão dos vasos pulmonares, o padrão intersticial/alveolar e a presença de derrame pleural (que pode obscurecer a silhueta cardíaca) podem dificultar o diagnóstico.

5 Troponina I (Biomarcador de cardiomiopatia)

Margaret *et al.* (2001) reconheceram a Troponina I cardíaca (cTn I) como o marcador mais sensível e específico de necrose miocárdica em humanos, com uma especificidade ainda maior do que as isoenzimas cardíacas creatinina quinase (CK-MB) e melhor sensibilidade e especificidade do que a Troponina T cardíaca (cTn T). Além disso, a cTn I permanece aumentada em amostras de sangue durante mais tempo do que a CK-MB, com um aumento acima do normal que ocorre dentro de 5-7 horas após o início do enfarte agudo do miocárdio e que persiste até 8 dias. Nos cães, concentrações elevadas de cTn I têm sido associadas a muitas outras doenças cardíacas, como a cardiomiopatia, que são clinicamente relevantes nestas espécies.

Greco *et al.* (2003) referiram que os péptidos natriuréticos, como o ANP, o BNP e a cTnI, são marcadores cardíacos que representam substâncias sanguíneas associadas à estrutura, função e lesão cardíacas. O peptídeo natriurético atrial e o BNP são peptídeos vasodilatadores que são libertados pelo tecido miocárdico principalmente em resposta ao aumento do stress na parede do miocárdio. A troponina-I cardíaca faz parte da estrutura filamentosa do sarcómero cardíaco e é libertada em resultado de necrose ou lesão dos miócitos. Em humanos e cães, o BNP é elaborado relativamente cedo durante o curso da doença e em proporção à gravidade da condição.

Rishniw *et al.* (2004) encontraram uma grande quantidade de homologia entre as isoformas de troponina cardíaca humana e não humana. Devido a esta situação fortuita, muitos imunoensaios comerciais automatizados de troponina cardíaca humana podem ser utilizados em espécies não humanas.

Ladenson (2007) analisou que os primeiros biomarcadores sanguíneos de lesão e doença cardíaca eram ensaios baseados na atividade de enzimas citosólicas do miocárdio. Estes incluíam a aspartato aminotransferase (AST), que foi a primeira, a lactato desidrogenase (LDH) e a creatina quinase (CK). A partir da década de 1950, estes testes foram acrescentados à coleção em expansão de ensaios de química clínica rápidos e automatizados. Estes ensaios enzimáticos foram considerados mais úteis como testes de rastreio da necrose isquémica do miocárdio provocada pelo enfarte agudo do miocárdio (EAM). Estes testes de primeira geração careciam de especificidade para o tecido cardíaco, estando também presentes no músculo esquelético e noutros tecidos. Além disso, careciam de sensibilidade, com valores de base relativamente elevados que dificultavam a interpretação de pequenos aumentos da atividade enzimática sérica.

Mark *et al.* (2007) sugeriram que, durante o desenvolvimento da doença cardíaca, o ANP, o BNP e a cTnI são todos elaborados, presumivelmente ao longo de um continuum concomitante com a gravidade da doença. Por conseguinte, podem ser encontrados em doentes com fases iniciais de doença não clínica. Os testes baseados no sangue para detetar a cardiomiopatia são atractivos devido à sua natureza minimamente invasiva, à facilidade de recolha de amostras, ao potencial de disponibilidade generalizada, à natureza quantitativa e à eficiência teórica em termos de custos, em comparação com estes factores para outros métodos de diagnóstico actuais.

Oyama *et al.* (2007) avaliaram a cTnI em cães com e sem doença cardíaca. Relataram uma elevação significativa da cTnI em cães com cardiomiopatia (mediana de 0,14 ng/mL), doença da válvula mitral (0,11 ng/mL) e estenose subaórtica (0,08 ng/mL) em comparação com cães saudáveis (0,03 ng/mL). Verificou-se uma diminuição do tempo médio de sobrevivência em cães com cardiomiopatia e cTnI superior a 0,20 ng/ml (Oyama e Sisson, 2004). Nos Boxers com cardiomiopatia arritmogénica do ventrículo direito, a troponina cardíaca pode estar elevada. Noutro estudo de Dobermans, Boxers e Great Danes com cardiomiopatia dilatada oculta. A troponina I cardíaca estava significativamente aumentada quando comparada com cães saudáveis (Baumwart *et al.,* 2007). No entanto, a troponina I cardíaca está elevada em muitos cães assintomáticos e a falta de especificidade deste teste torna improvável a sua utilidade como teste de rastreio autónomo.

Philip (2007) referiu que as troponinas são componentes do aparelho de contração das células musculares estriadas. Existem três proteínas troponinas distintas, TnC, TnI e TnT. Cada uma delas desempenha funções diferentes no complexo contrátil e variam em tamanho, sendo a Tn C de 18 kDa, a Tn I de 22 kDa e a Tn T de 37 kDa. Relativamente à TnI e à TnT, existem isoformas cardíacas geneticamente distintas, cTnI e cTnT. Pensa-se que tanto a cTnI como a cTnT são produzidas apenas nos miocardiócitos, o que constitui a base da sua presumível elevada especificidade tecidular e da sua utilização como biomarcadores cardíacos. Em contrapartida, existe apenas uma forma genética de TnC, que, por conseguinte, não é utilizada nos imunoensaios de troponina.

A nova modalidade de teste que estava apenas a começar a estabelecer-se na cardiologia veterinária. Embora existam vários biomarcadores cardíacos que têm sido utilizados para avaliar o estado do miocárdio de um doente, a troponina-I é um componente fundamental do músculo cardíaco e é libertada em resposta a danos no miocárdio (Andrew, 2008).

Caryn e Mark (2008) explicaram que o complexo da Troponina é composto por 3 subunidades (cTnI, cTnT e cTnC) que ajudam a regular o acoplamento entre excitação e contração no miócito cardíaco. A troponina I cardíaca é o componente inibitório que impede a interação entre a actina e a miosina até que a cTn C se ligue aos iões de cálcio. A lesão do sarcómero provoca a separação da cTnI da actina e a subsequente rutura da membrana celular permite a fuga da cTnI para a circulação geral. Por conseguinte, um nível elevado de cTnI detectado no soro ou no plasma é considerado um indicador altamente sensível e específico de lesão e necrose das células do miocárdio. A estreita homologia da cTnI entre os mamíferos permite uma medição exacta em cães e gatos, utilizando imunoensaios desenvolvidos para os seres humanos. A cTnI elevada pode ser detectada dentro de 3-4 horas após o início da lesão miocárdica e permanece aumentada durante 4-7 dias após o enfarte do miocárdio inicial. Cronicamente, os doentes com insuficiência cardíaca mantêm elevações modestas na cTnI circulante, que podem ser utilizadas para monitorizar a progressão da doença e fornecem informações prognósticas. A cTnI elevada está associada a um resultado adverso a longo prazo e é um preditor independente de mortalidade. É provável que a medição da TnI em pacientes veterinários ofereça informações prognósticas semelhantes, apesar do facto de o enfarte do miocárdio ser relativamente menos comum em cães.

Os testes sanguíneos para deteção de doenças cardíacas em cães e gatos utilizando ensaios de troponina são uma possibilidade interessante. Existem várias utilizações potenciais para estes testes, incluindo a deteção de doença assintomática precoce (oculta), o diagnóstico melhorado de dispneia devida a doença cardíaca ou respiratória e como guia para a terapia médica e o prognóstico (Mark, 2009).

Noszczyk (2011) desenvolveu modelos de prognóstico para insuficiência cardíaca em cães com cardiomiopatia dilatada (DCM). Verificou-se um aumento significativo do nível de cTnI no grupo de cães com DCM e um nível significativamente mais elevado de cTnI nos cães mortos do grupo com DCM que morreram ou foram eutanasiados até ao 60.º dia de observação, em comparação com os animais que sobreviveram mais de 60 dias de observação. O nível mediano de cTnI no curto período de sobrevivência (não mais de 60 dias) dos cães foi de 0,63 ng/ml. A mediana do nível de cTnI no grupo de cães com DCM, que viveram mais de 60 dias de observação, foi de 0,1 ng/ml. O nível de cTnI correlacionou-se com a morte dos cães. As medições da Troponina I cardíaca podem ser úteis para avaliar a sobrevivência dos cães com DCM. O aumento do nível de cTnI é um mau prognóstico.

6 Tratamento

John (2002) sugeriu que o metoprolol foi bem tolerado na maioria dos cães com cardiomiopatia dilatada ou endocardiose de ocorrência natural. Sugeriu também que são necessários mais estudos para determinar se a administração de metoprolol é benéfica para esta população de doentes.

Chris *et al.* (2004) sugeriram que o imidapril é tão eficaz como o medicamento de referência enalapril no tratamento de cães com insuficiência cardíaca de classe II-IV. Tal como o enalapril, o imidapril foi bem tolerado durante o período de tratamento a longo prazo de um ano na gama de doses utilizada no estudo.

Kathryn (2005) recomendou dois tipos de terapia para o tratamento da MCD oculta, que incluem o uso de inibidores da ECA e beta-bloqueadores. Foi demonstrado que a administração de inibidores da ECA (enalapril, 0,25-0,5 mg/kg a cada 12 horas) retarda a progressão para a insuficiência cardíaca. Uma vez que os inibidores da ECA são geralmente bem tolerados, este tratamento é recomendado para cães nesta fase e fornece um apoio adicional à prática de rastreio de cães de risco (talvez com um historial familiar) para permitir qualquer intervenção. A administração de beta-bloqueadores nesta fase ainda está a ser avaliada.

Mark (2006) relatou que os beta-bloqueadores oferecem uma nova forma de melhorar o tratamento de doenças cardíacas. Em humanos, os beta-bloqueadores melhoram a fração de ejeção mais do que qualquer outro tipo de tratamento médico da insuficiência cardíaca. A terapia crónica com beta-bloqueadores melhora a função sistólica, a tolerância ao exercício (de forma variável), a qualidade de vida (de forma variável) e aumenta a sobrevivência.

Tidholm (2006) relatou que o tempo médio de sobrevivência foi de 126 dias e que a taxa de sobrevivência ao fim de um ano foi de 34% em 62 cães com DCM e CHF tratados com digoxina, furosemida e propranolol, essencialmente sem a utilização de ACEIs, uma vez que se espera que os agentes bloqueadores b1 diminuam a libertação de renina. Atualmente, desconhece-se se uma combinação de terapia de bloqueio e inibição da ECA seria ou não benéfica.

Burashnikov *et al.* (2007) sugeriram que a lidocaína é mais frequentemente usada para abolir arritmias ventriculares perigosas em cães. Eles também forneceram as razões mecanicistas para reconsiderar os bloqueadores de canais de Na no tratamento e prevenção de certos tipos de FA.

Jens (2008) analisou que existe muito pouca evidência publicada de que qualquer tipo de terapia tenha um efeito profilático na DCM pré-clínica, mesmo em pacientes arrítmicos. A terapia de cães sintomáticos varia em composição e intensidade, dependendo da gravidade dos sinais clínicos e da presença de arritmia, mas a terapia crónica deve incluir preferencialmente furosemida e pimobendan ± inibidor da ECA.

Martmez (2008) descreve o tratamento da CMD que inclui a redução da pós-carga: (1) dilatadores arteriais (inibidores da ECA como o benazepril, enalapril, ramipril, etc., hidralazina, inibidores da fosfodiesterase como o pimobendan), (2) utilização de catecolaminas simpaticomiméticas de suporte inotrópico como a dobutamina e sensibilizadores do cálcio como o imobendan, também utilizados no tratamento da insuficiência cardíaca crónica, (3) tratamento das arritmias (digitálicos, bloqueadores dos canais de cálcio como o diltiazem). Os bloqueadores beta são também uma alternativa útil, embora contra-indicados em casos de insuficiência cardíaca congestiva devido a um potente efeito inotrópico negativo em comparação com a combinação de digoxina e bloqueadores dos canais de cálcio. Para o tratamento das arritmias ventriculares (taquicardia ventricular), a lidocaína pode ser utilizada em situações de emergência e a mexiletina (isoladamente ou combinada com um beta-bloqueador, como o atenolol) pode ser utilizada para o tratamento a longo prazo. O medicamento de eleição para a arritmia ventricular é o sotalol. Além disso, sugeriu que a suplementação de produtos específicos em algumas raças/espécies (taurina, L-carnitina, etc.) e também a suplementação de ácidos gordos essenciais ω-3 (EPA, DHA) pode ser feita em casos de caquexia cardíaca.

Capítulo 3. MATERIAIS E MÉTODOS

O presente trabalho foi realizado no College of Veterinary and Animal Sciences, RAJUVAS, Bikaner e no Shri Surat Panjarapole Prerit Nandini Veterinary Hospital, Surat, de setembro a dezembro de 2012.

3.1 Animais

Durante este período, cento e dez cães que apresentavam sinais vagos e sinais cardinais de doenças cardíacas foram selecionados de um total de 350 cães (150 cães de Bikaner e 200 cães de Surat). Após a recolha da história da doença, os cães foram submetidos a um exame clínico pormenorizado, incluindo a auscultação do coração (nas zonas das válvulas mitral, tricúspide, aórtica e pulmonar) e do pulso (nas artérias femorais). Foram também colhidas amostras de sangue de 23 casos confirmados para avaliação do nível de Troponina I cardíaca (0,1 ng/ml).

3.2 História

Depois de recolher os dados pormenorizados do animal, como a idade, o sexo, a raça, etc., foi feita uma breve história, através de um questionário, para determinar a natureza (cronicidade e gravidade), bem como para estabelecer a sequência do aparecimento dos sintomas. Foram recolhidas as seguintes informações do proprietário através do questionário.

1. Queixa atual, seu início, duração e progressão.
2. Onde é que o animal foi obtido?
3. Historial de vacinação?
4. Onde é que o animal está alojado, qual é o grau de vigilância do animal?
5. Qual é o comportamento geral do cão?
6. O nível de atividade do animal mudou?
7. O animal está a tossir? Qual é a sua frequência? Quais são as suas caraterísticas?
8. A respiração é pesada ou excessivamente ofegante?
9. Registaram-se episódios de colapso ou períodos de fraqueza?
10. Qual é a sua alimentação normal?
11. Houve alterações no seu apetite?
12. Tem havido vómitos ou diarreia?
13. Houve alterações nos hábitos miccionais?
14. Que medicamentos estão a ser administrados, com a respectiva duração, dose e

resposta?

3.3 Observações gerais e exame físico

Antes do exame físico, foram registadas observações gerais que incluem a atitude, o nível de ansiedade, a condição corporal, a acumulação de fluidos (por exemplo, edema periférico ou ascite), a postura e, especialmente, a frequência e o carácter respiratórios.

3.3.1 Exame das Membranas Mucosas

A cor da membrana mucosa e o tempo de reenchimento capilar foram utilizados para estimar a perfusão periférica do doente. O tempo de enchimento capilar (TRC) foi avaliado através da aplicação de pressão digital suficiente para branquear uma membrana. Para o efeito, foi examinada a mucosa bucal.

3.3.2 Exame das veias jugulares

O exame das veias jugulares revela informações sobre as pressões de enchimento do coração direito, especialmente a contração e o enchimento da aurícula direita (AD). A veia jugular foi examinada quando o doente se encontrava na sua posição natural, com o nariz paralelo ao chão. Utilizou-se álcool etílico para humedecer os pêlos que cobrem a veia para uma melhor visualização. Em alguns animais de pelo espesso, raspou-se um pequeno ponto do pescoço.

3.3.3 Exame do precórdio

O precórdio foi avaliado colocando cada mão em cada lado da parede torácica do doente sobre a região do coração (batimento cardíaco palpável). Normalmente, o impulso mais forte é sentido durante a sístole no lado esquerdo (ápice esquerdo) entre o quarto e o sexto espaços intercostais. A deslocação do impulso precordial ou a diminuição da sua intensidade foram utilizadas para detetar uma possível patologia.

3.3.4 Exame dos pulsos femorais

A força, a regularidade e a frequência do pulso foram avaliadas através da palpação da artéria femoral. Ambas as artérias femorais foram avaliadas simultaneamente e comparadas. Um pulso mais fraco ou ausente num dos lados era indicativo de um problema grave. A força do pulso baseava-se na diferença entre as pressões arteriais sistólica e diastólica (pressão de pulso).

3.3.4 Auscultação do coração e dos pulmões

3.3.4.1 Auscultação da zona cardíaca: O coração foi auscultado no lado esquerdo a 2nd espaço intercostal imediatamente acima do esterno, a $4\text{-}5^{th}$ espaço intercostal na junção costocondral e a $4\text{-}5^{th}$ espaço intercostal imediatamente acima da junção costocondral, no lado direito lado em 3rd - 5th espaço intercostal na junção costocondral. Os parâmetros listados abaixo foram registados para investigação.

A. Frequência cardíaca

B. Ritmo cardíaco hm

C. Intensidade dos sons cardíacos.

D. Sons cardíacos adicionais

E. Murmúrios e cliques

3.3.4.2 Auscultação torácica: Esta auscultação foi efectuada com um estetoscópio em ambos os lados dos campos pulmonares do tórax. Foram examinados os seguintes parâmetros.

A. Sons pulmonares normais (brônquicos e vesiculares)

B. Tipo e localização de quaisquer sons pulmonares anormais (crepitações e sibilos)

C. Determinar a fase específica do ciclo respiratório em que ocorrem sons pulmonares anormais, o que foi importante para categorizar o som e determinar a patologia mais provável.

D. A ausência de ruídos pulmonares também é um achado importante.

3.4 Exame eletrocardiográfico

Um eletrocardiógrafo (ECG), na sua forma mais simples, é um voltímetro (ou galvanómetro) que regista a alteração da atividade eléctrica no coração através de eléctrodos positivos e negativos. A eletrocardiografia é o processo de registo destas diferenças de potencial variáveis. Embora um elétrodo positivo (+ve) e um negativo (-ve) possam ser colocados em quase qualquer parte do corpo para registar as alterações eléctricas, no presente estudo colocámos estes eléctrodos nos membros do animal, o que se designa por registo de ECG dos membros à superfície do corpo.

3.4.1 O aparelho eletrocardiográfico

Os traçados electrocardiográficos foram registados na máquina cardiart 108 T-MK-VI, um eletrocardiógrafo de 12 derivações de canal único (BPL India Ltd.) (Fig. 1) e na máquina Magic R (Maestros Company) (Fig. 2).

3.4.1.1 Os conectores (eléctrodos)

Para ligar o cabo de ECG à pele do animal, é necessário um conetor que se designa por elétrodo. Uma vez que os animais têm uma camada de pelo, os eléctrodos adesivos humanos habitualmente utilizados não eram convenientes. Isto porque seria necessário rapar um pedaço de pelo, aplicar o elétrodo adesivo e, mesmo assim, normalmente não adere à pele do animal. Por conseguinte, é necessário mantê-lo no lugar, enrolando uma ligadura à volta do membro e do elétrodo. Por conseguinte, no presente estudo, utilizámos clips de crocodilo, que proporcionam uma excelente ligação eléctrica, mas a sua mordedura pode ser dolorosa para os animais menos estóicos. Para minimizar a dor dos grampos de crocodilo, os dentes foram limados um pouco e os grampos dobrados para fora (até ficarem atraumáticos, mas ainda assim permanecerem no lugar).

A. Meios de condução

Para obter uma boa condução entre a pele e o clipe de crocodilo, era obrigatório utilizar um meio condutor. Como a aguardente se evapora em 5-10 minutos, este método não seria suficiente se o registo do ECG demorasse mais tempo. Por conseguinte, no presente estudo, utilizámos o gel como meio condutor. Para a aplicação, foi adoptada a seguinte metodologia

a - Foi efectuada a depilação no local selecionado.

b- O clipe de crocodilo foi fixado aos clipes de pele e o gel foi aplicado sobre e à volta do clipe e da pele.

B. Colocação dos eléctrodos

A área com menor densidade de pêlos foi selecionada como o melhor local para a colocação dos eléctrodos. Para os membros anteriores, o ângulo flexor do cotovelo foi utilizado como local preferencial. Em alguns casos, foi utilizado como local alternativo o ponto intermédio entre o cotovelo e o carpo, sempre que existia uma lesão traumática no ângulo flexor do cotovelo.

No caso das patas traseiras, o ângulo flexor do jarrete (ou, por vezes, imediatamente acima deste) foi utilizado como local preferido. Os locais alternativos utilizados para os membros posteriores incluíam acima ou abaixo do joelho, na face dorsal do membro.

C- Isolamento dos eléctrodos

Depois de todos os eléctrodos terem sido colocados, certificou-se de que cada elétrodo, a pele a que está ligado e o meio condutor não tocavam em qualquer outra parte do animal, do tratador ou da mesa. Isto pode provocar um curto-circuito elétrico e introduzir artefactos no registo do ECG.

D- Posicionamento dos cabos ECG

Era obrigatório não colocar os grampos de crocodilo de modo a que o cabo de ECG passasse por cima do animal, uma vez que isso poderia dar origem a um artefacto de movimento respiratório (tal como acima referido). Ao aplicar o clipe de crocodilo, o cabo de ECG foi posicionado longe do animal e apoiado na mesa (ou no chão).

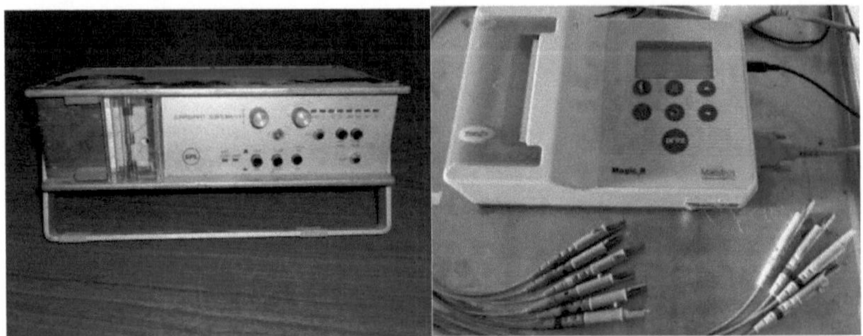

Fig. 1: Cardiart 108 T-MK-VI, uma máquina de eletrocardiografia de 12 derivações e canal único (BPL India Ltd.)

Fig. 2: Máquina Magic R (Empresa Maestros) com contactos multi-canal

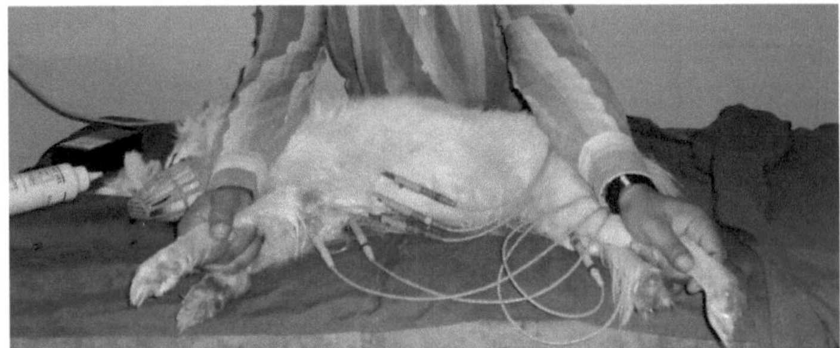

Fig. 3: Método de controlo do cão em decúbito lateral direito e colocação de todas as derivações dos membros e do tórax durante a realização do eletrocardiograma

E- Posicionamento do animal

Para minimizar a atividade eléctrica dos músculos esqueléticos, o animal deve estar relaxado e em repouso. Se o animal tremer, se abanar, se calçar, toda esta atividade se manifestará no ECG, resultando num artefacto de base. Este pode ocultar pequenos complexos de ECG, como as ondas P, ou imitar a atividade do ECG. Assim, um ECG de boa qualidade terá um movimento mínimo e deverá haver uma linha de base estável e agradável entre cada complexo ECG. No presente estudo, os cães foram colocados em decúbito lateral direito, tendo este posicionamento reduzido a atividade eléctrica dos músculos esqueléticos. Os valores de referência do ECG foram determinados com base nesta posição (Fig. 3); esta foi outra razão para selecionar esta posição no presente estudo. Foi concedido um período de 15-20 minutos para que o cão entrasse em atividade cardíaca normal, uma vez que os animais com doença cardíaca têm uma reserva cardíaca reduzida.

3.4.2.2 Montagem e preparação do aparelho de ECG

Isto varia um pouco consoante os aparelhos de ECG. Descrevemos aqui a máquina que foi utilizada no presente estudo.

A-Velocidade do papel

A seleção da velocidade do papel dependia em parte da frequência cardíaca do animal. Para os cães com ritmo cardíaco normal, foi selecionada uma velocidade de 25 mm/seg., enquanto que para os cães com ritmo cardíaco acelerado foi utilizada uma velocidade de papel de 50 mm/seg.

B-Calibração

Este valor era de 1 cm/mV. No entanto, quando os complexos eram muito pequenos, este valor era aumentado para 2 cm/mV e, quando os complexos eram muito grandes, era reduzido para 0,5 cm/mV. A calibração foi marcada no papel de ECG, passando brevemente o papel de ECG e premindo o botão de marcação de 1 mV.

C-Posicionamento da caneta

Durante o registo, o estilete foi posicionado de forma a que todo o complexo ECG ficasse dentro das "linhas gráficas" do papel ECG. Quando o ECG produz complexos particularmente grandes que saem do "papel gráfico" (ou fora dos limites do estilete ou do papel), isto é designado por clipping. A caneta foi deslocada para cima ou para baixo, de modo a que todo o traçado do ECG ficasse dentro do papel de gráfico.

3.4.2.3 Registo de um ECG - uma sugestão de rotina

O aparelho de ECG foi utilizado em cada uma das seis derivações bipolares, ou seja, I, II, III, aVR, aVL e aVF, durante aproximadamente 10 segundos. Em seguida, volta-se à derivação II e regista-se uma tira de ritmo longo durante 30-60 segundos, dependendo dos requisitos de cada caso individual. Para garantir que cada derivação está bem centrada dentro das "linhas gráficas" do papel de ECG.

A - Faixa de ritmo

No caso de ter sido auscultado um batimento anómalo, a tira de ritmo do ECG foi executada até que esse batimento anómalo se repetisse. Nos casos em que a derivação II não produziu um traçado de boa qualidade com complexos satisfatoriamente grandes, a tira de ritmo foi executada noutra derivação que o fizesse.

B- Faixa de ritmo representativa

Quando a arritmia era auscultada, mas não era revelada na tira de ritmo do ECG, então o animal era auscultado simultaneamente enquanto se continuava a efetuar o registo do ECG. Pode acontecer que a anomalia esteja presente apenas de forma intermitente; nesses casos, a auscultação foi continuada até que a arritmia fosse ouvida e registada no ECG.

C- Rotular o traçado

A etiquetagem dos registos de ECG foi feita corretamente para referência e análise futuras.

3.4.2.4 Precauções tomadas durante a eletrocardiografia para prevenção e minimização dos artefactos

As precauções importantes, que são tomadas para efeitos de prevenção e minimização dos artefactos, são enumeradas a seguir.

A - Interferência eléctrica:

As interferências eléctricas produzem movimentos finos, rápidos e regulares na linha de base do registo ECG. Estão frequentemente associadas a interferências devidas a cabos eléctricos (ondas electromagnéticas) no interior da sala onde se efectua o registo. Podem ser transmitidas pela pessoa que imobiliza o animal, que actua como uma antena, ou através da linha eléctrica do aparelho de ECG. As deflexões finas ocorrem geralmente a uma taxa de 50 por segundo (Hz) (60 por segundo). Para corrigir este problema, foram adoptadas as seguintes medidas:

1- As ligações clip-to-skin eram boas e isoladas (isoladas), uma vez que as más ligações permitem a manifestação de interferências eléctricas.

2- Os animais foram isolados da superfície através da colocação de uma almofada de borracha por baixo.

3- O aparelho de ECG estava devidamente ligado à terra e não funcionava com a rede eléctrica.

4- O tratador estava isolado do cão através do uso de luvas.

B- Prevenção do artefacto de tremor muscular

Esta situação pode assemelhar-se um pouco a uma interferência eléctrica, mas neste caso as deflexões finas não eram regulares, mas sim bastante aleatórias. Pode ser produzida pelo facto de o animal tremer ou se agitar, ou pela tentativa de registar o ECG num animal parado.

Para evitar este problema, foram adoptadas as seguintes medidas:

1- Os membros estavam relaxados e apoiados.

2- O posicionamento do animal foi efectuado de modo a que este ficasse mais relaxado e confortável, mas não em posição de pé.

3- Nos casos em que o animal movia os membros, estes eram segurados pelo tratador para minimizar o tremor.

C- Artefacto de movimento

Trata-se de uma forma exagerada de artefactos de tremor em que as deflexões não são finas, mas variáveis e grandes. A caneta moveu-se para cima e para baixo no papel. Pode estar associado ao movimento respiratório ou ao movimento do corpo. Para corrigir este problema, foram adoptadas as seguintes medidas:

1- A correção desta situação foi semelhante à do artefacto de tremor.

2- Os cabos de ECG não podiam deslocar-se com o movimento do animal.

D- Deteção do movimento do membro e correção

Através da observação do eletrocardiógrafo, é possível determinar qual a perna que está a mover-se ou a causar problemas de ligação. Por exemplo, quando se observam interferências nas derivações I e II, então a ligação comum a estas derivações é o membro anterior direito. Por conseguinte, esta ligação foi verificada e a ligação melhorou ou a perna manteve-se imóvel. Quando se verificaram interferências nas derivações I e III, verificou-se o membro anterior esquerdo e corrigiu-se como referido anteriormente. Em alguns casos, foram observadas interferências nas derivações II e III, o que indicava um movimento do membro posterior esquerdo, que foi corrigido de acordo com o método descrito acima para as derivações I e II.

E- Eléctrodos colocados incorretamente

Isto pode resultar em complexos invertidos ou num eixo elétrico médio bizarro. Sempre que foi detectado, foi corrigido de forma adequada.

Foi elaborada uma lista de verificação para garantir que a ligação e o registo de cada ponto eram efectuados corretamente. Nos casos em que faltava algum parâmetro, este não foi incluído no estudo. A lista de controlo incluía as seguintes observações.

- Indicar a posição em que o animal foi imobilizado.
- Registar a velocidade do papel e se, e onde, foi alterada.
- Registar a calibração e se, e onde, foi alterada.
- Etiquetar o nível do filtro e quando e onde foi utilizado.
- Identifique cada pista no seu início.

3.3 Radiografia

As radiografias do tórax fornecem informações valiosas, não só sobre o tamanho do coração, mas também sobre o estado da vasculatura pulmonar e as alterações nos pulmões que ajudam a diferenciar a insuficiência cardíaca congestiva do lado esquerdo (edema pulmonar) da doença pulmonar primária. A presença de um padrão alveolar (caracterizado pela presença de broncogramas aéreos), a distensão venosa pulmonar (a artéria e a veia que se situam de cada lado do brônquio são normalmente do mesmo tamanho) e uma aurícula esquerda grande são diagnósticos de edema pulmonar cardiogénico. Queríamos ver a presença destas três caraterísticas para confirmar a insuficiência cardíaca do lado esquerdo, a não ser que o início fosse agudo (como pode ser visto quando a corda tendínea primária se rompe). Devido a alterações inespecíficas ou relacionadas com a idade nos pulmões, na conformação do tórax ou na técnica radiográfica, pode ser difícil visualizar sempre as três caraterísticas, o que torna o diagnóstico de edema pulmonar cardiogénico difícil nas radiografias de tórax. No entanto, as radiografias permitem uma avaliação global das alterações no tamanho do coração e são a melhor forma de diagnosticar a insuficiência cardíaca do lado esquerdo (Andrew, 2008).

Os cães com suspeita de cardiomiopatia foram submetidos a radiografia torácica lateral durante a inspiração, conforme sugerido por Gulanber *et al.* (2005). As radiografias foram efectuadas em condições de menor stress, sem utilização de quaisquer agentes anestésicos (Lamb *et al.*, 2000).

As silhuetas radiográficas do coração foram registadas com um aparelho de raios X de 500 mA (Allenger's limited) utilizando cassetes de ecrã (12 "x15" ou 10 "x12") a 8-12 mAs e 50-65 KVp.

Para a vista lateral, o esterno e a coluna vertebral estavam no mesmo plano horizontal e as patas dianteiras foram puxadas o mais cranialmente possível. Para as vistas dorsoventrais, os cães foram cuidadosamente posicionados para assegurar a sobreposição exacta do esterno e das vértebras. Os tempos de exposição e a kilo voltagem foram ajustados de acordo com a tabela técnica. Todas as radiografias foram avaliadas empiricamente.

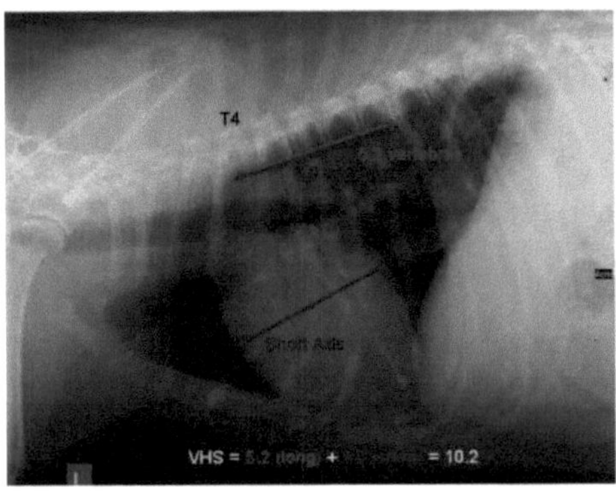

Fig.4: Radiografia da vista lateral do tórax mostrando VHS 10.2

Os princípios gerais seguidos para a avaliação das radiografias cardíacas foram os preconizados por Buchanan e Bucheler (1995). A pontuação da escala vertebral cardíaca (VHS) foi marcada (Fig. 4) da seguinte forma:

O eixo longo do coração, que reflecte a dimensão combinada da aurícula esquerda e do ventrículo esquerdo, foi medido a partir do bordo ventral do brônquio principal esquerdo até ao ápice cardíaco e comparado com as vértebras torácicas, a partir do bordo cranial da quarta vértebra torácica (L).

O eixo curto foi medido no ponto mais largo da imagem cardíaca, numa linha perpendicular ao eixo longo ao nível da veia cava caudal (Buchanan e Bucheler, 1995) e foi comparado com as vértebras torácicas, novamente a partir da quarta vértebra (S). As medições foram registadas em centímetros para análise estatística. As medições do eixo longo e curto foram comparadas e o resultado expresso em unidades de comprimentos vertebrais foi obtido para cada eixo. As medições dos eixos longo e curto foram registadas em termos do número de vértebras abrangidas e os dois números foram depois somados para obter o valor da SHV, sendo os dados expressos em média ± DP.

V.H.S. (número sem unidade) = Eixo longo (L) + Eixo curto (S)

3.6 Troponina I (biomarcador de cardiomiopatia)

Foram colhidas amostras de sangue de 23 cães, suspeitos de cardiomiopatia, para avaliação da troponina I cardíaca.

3.6.1 Preparação e posicionamento do doente

A colheita de sangue venoso foi efectuada no animal consciente, quando devidamente posicionado.

- O corte do cabelo foi efectuado sobre a veia adequada.
- Com a ajuda de cotonetes ou gaze, procedeu-se à limpeza da pele sobre a veia com clorexidina a 4% ou iodopovidona a 10%, seguida de pulverização com álcool cirúrgico.
- O sangue foi colhido em dois locais, ou seja, na veia cefálica ou na veia safena

3.6.2 Local de colheita de sangue

Veia cefálica

- O animal é colocado numa posição sentada ou em decúbito esternal numa mesa.
- Um assistente estava à esquerda do doente.
- O assistente passa a mão esquerda por baixo do pescoço do doente e mantém a cabeça virada para o lado oposto ao do dispositivo de amostragem.
- O braço direito do assistente foi utilizado para estender o membro anterior direito do doente.

Veia safena

- O animal foi colocado em decúbito lateral numa mesa.
- Um assistente segurou a cabeça do animal com uma mão.
- Com a outra mão, o assistente estende o membro posterior mais elevado, esticando ao mesmo tempo o corpo. A mão é colocada à volta da perna ao nível do meio da tíbia/fíbula.

3.6.3 Técnica de amostragem

1. A veia foi elevada por compressão num ponto mais próximo do coração do que o local da punção venosa.

2. Inserir a agulha, com a seringa acoplada, na veia com o bisel para cima, num ângulo de aproximadamente 30 graus.

3. Aspirar o sangue retirando o êmbolo da seringa, evitando uma sucção excessiva da seringa para evitar o colapso da veia.

4. Libertou a pressão sobre a veia.

5. Retirar a agulha e aplicar uma ligeira pressão no local da punção durante alguns segundos.

6. Em caso de utilização das veias cefálica ou safena, aplicar uma ligeira ligadura de algodão presa com fita adesiva durante 30-60 minutos.

7. Colocar a amostra de sangue no(s) tubo(s) adequado(s).

8. Inverter suavemente o tubo de amostra várias vezes para assegurar a distribuição adequada de qualquer aditivo, mas evitar agitar o tubo para evitar a hemólise.

3.6.4 Quantidade de amostra

Foram colhidos cerca de 2 ml de sangue de cães cardiomiopatas e analisados imediatamente para a deteção da troponina I cardíaca.

3.7 Troponina I cardíaca (biomarcador de cardiomiopatia)

3.7.1 Conteúdo do kit de Troponina I cardíaca

1. Quatro bolsas contendo cada uma

(a) Conjunto de membranas pré-dispensado com conjugado de ouro coloidal monoclonal anti-cTnl (b) Conjugado de ouro coloidal IgG de coelho (c) Anticorpo monoclonal anti-cTnl e (d) Antissoro de coelho revestido nas respectivas regiões.

2. Tampão Tris 0,025 M com azida de sódio a 0,1%.

O kit foi armazenado a 4-30^{0} C até ao fim do prazo de validade.

3.7.2- Procedimento de ensaio dos kits de troponina I cardíaca

1- Colocar os componentes do kit à temperatura ambiente antes do teste.

2. Abrir a bolsa de papel de alumínio rasgando ao longo do entalhe.

3. Recuperar o dispositivo, o conta-gotas e o dessecante. Verificar a cor do dessecante.

4. Uma vez aberto, o dispositivo é imediatamente utilizado.

5. Apertar a tampa do frasco do tampão de amostragem fornecido com o kit no sentido dos ponteiros do relógio para perfurar o bocal do frasco conta-gotas.

6. Etiquetar o dispositivo com a identidade do espécime.

7. Colocar o dispositivo de teste numa superfície plana e horizontal.

8. Segurando o conta-gotas na vertical, deitar cuidadosamente quatro gotas de soro/plasma/sangue total no orifício de amostragem "A".

9. Adicionar quatro gotas de tampão de corrida da amostra na porta de tampão "B".

10. No final dos 15 minutos, os resultados são os seguintes

3.7.3 Interpretação dos resultados dos kits de Troponina I cardíaca

A- Resultado negativo

A presença de duas bandas coloridas nas regiões de referência (R) e de controlo (C) indica a ausência de cTnI ou que a concentração de cTnI na amostra é inferior a 0,1 ng/ml.

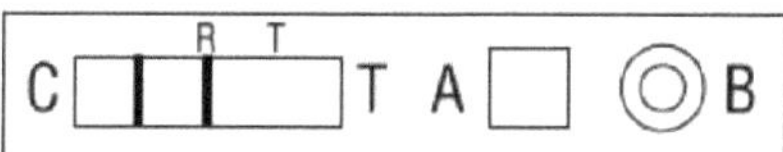

B- Resultados positivos

1- Se a intensidade da banda Teste (T) for inferior à da banda Referência - a concentração de cTnI é > 0,1ng/ml e <1ng/ml.

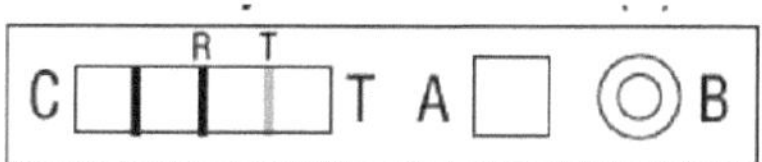

2- Se a intensidade da banda de teste for igual ou superior à da banda de referência - a concentração de cTnI é > 1ng/ml.

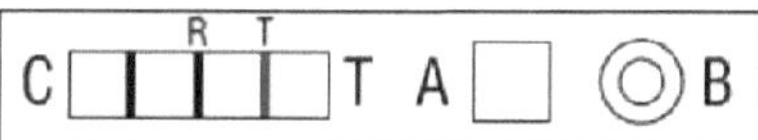

Capítulo 4. RESULTADOS E DISCUSSÃO

A presente investigação foi realizada para estudar as manifestações clínicas, as caraterísticas electrocardiográficas, comparar a eficácia do ECG, da radiografia e da troponina-I cardíaca e racionalizar o tratamento de acordo com o diagnóstico. Um total de cento e dez cães de diferentes raças, sexo e grupo etário, suspeitos de cardiomiopatia e/ou envolvimento cardíaco, foram selecionados de entre 350 cães com base na história, nas manifestações clínicas, nas caraterísticas electrocardiográficas, na radiografia e na troponina-I cardíaca na Faculdade de Veterinária e Ciência Animal, RAJUVAS, Bikaner e no Hospital Veterinário Nandini, Surat, de setembro a dezembro de 2012. Dos 110 cães, 23 apresentavam cardiomiopatia. Os resultados do estudo são apresentados nas tabelas 3 a 13 e nas figuras 5 a 23.

4.1 Estudo clínico da cardiomiopatia

4.1.1 Prevalência de cardiomiopatia

Cento e dez cães com suspeita de cardiomiopatia foram selecionados de entre 350 cães com base em sinais clínicos. Destes 110 cães, 23 (8 em Bikaner e 15 em Surat) sofriam de cardiomiopatia através de eletrocardiografia, radiografia e ensaio de troponina-I cardíaca, com uma taxa de prevalência de 6,57% (Quadro 3 e Fig. 5). Outros estudos revelaram uma grande variação de 9,8% a 58,2% na taxa de prevalência de cardiomiopatia [Vollmar, 2000 (24,2%); Castro *et al.*, 2009 (9,8%) e Wess *et al.*, 2010 (58,2%)].

A diferença na prevalência de cardiomiopatia em cães também pode ser devida à diferença entre os critérios de inclusão adoptados. O diagnóstico neste estudo baseou-se em ECGs, radiografias e troponina-I cardíaca de cães, enquanto outros estudos incluíram cães com evidência de sinais clínicos, eletrocardiografia, radiografia torácica e ecocardiografia (Christophe, 1984; Yamaki *et al.*, 2007; Wess *et al.*, 2010 e Stephenson *et al.*, 2012).

Tabela 3: Prevalência de doenças cardíacas e cardiomiopatia em cães

Total de cães	350	**Percentagem**
Doenças cardíacas	110	20.90.
Cardiomiopatia	23	6.57

Fig. 5: Prevalência de doenças cardíacas e cardiomiopatia em cães

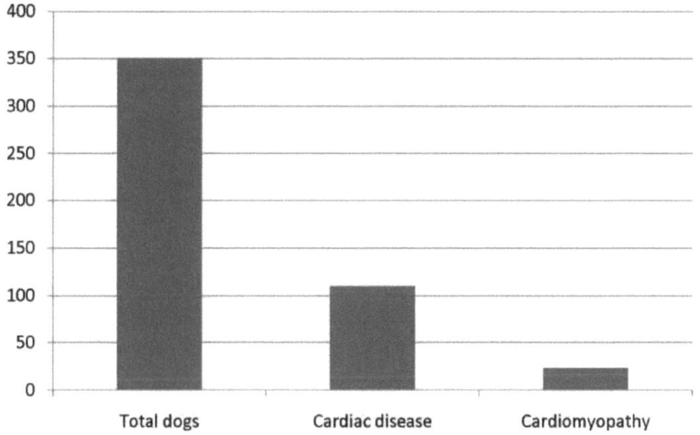

4.1.2 Frequência de cardiomiopatia em cães de acordo com a raça

A cardiomiopatia foi observada em cães de diferentes raças (Tabela 4). A percentagem mais elevada foi registada no Pomerânia (21,47), seguido do Pastor Alemão (17,39), do Dogue Alemão (13,04), do Labrador (8,69), do São Bernardo (8,69), do Cocker Spaniel (8,69), do Mastim Napolitano (4,34), do Lhasa Apso (4,34), do Pug (4,34), do Daschund (4,34) e do Rottweiler (4,34) (Fig. 6). Contrariamente a este estudo, Wess *et al.* (2010) referiram que a raça mais frequentemente afetada foi o Doberman (58,2) e Stephenson *et al.* (2012) referiram que a raça mais frequentemente afetada foi a raça grande ou gigante (9,8).

Em qualquer área geográfica, a frequência da cardiomiopatia, de acordo com as raças, pode ser afetada pela preferência de raças específicas pelos proprietários dessas áreas.

Quadro 4: Frequência de cardiomiopatia em cães, segundo a raça

S. Não.	Raça	Cães afectados (n=23)	Frequência (%)
1	Pomerano	5	21.74
2	Pastor Alemão	4	17.39
3	Dogue Alemão	3	13.04
4	Labrador	2	8.69
5	São Bernardo	2	8.69
6	Cocker Spaniel	2	8.69
7	Mastim Napolitano	1	4.34
8	Lhasa Apso	1	4.34
9	Pug	1	4.34

10	Daschund	1	4.34
11	Rottweiler	1	4.34

Fig. 6: Frequência (%) de cardiomiopatia em cães, segundo a raça

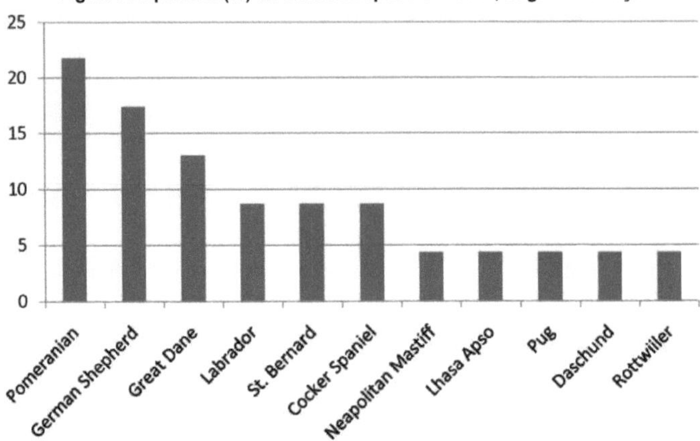

4.1.3 Frequência etária da cardiomiopatia em cães

A frequência da cardiomiopatia canina em função da idade é apresentada na tabela 5. A frequência mais elevada (52,17%) foi registada no grupo etário com mais de 5 anos, seguida do grupo etário com 1 a 5 anos (34,78%) e a mais baixa no grupo etário com 0 a 1 ano (13,04%) (Fig. 7).

Semelhante ao presente estudo, Wess *et al.* (2010) relataram cardiomiopatia principalmente em cães com mais de seis anos de idade (88,7%), seguida por 22,4% em cães com 26 anos de idade e menos comum em cães jovens (3,3%) até dois anos de idade.

Em comparação com os animais jovens, os idosos apresentam múltiplas condições fisiopatológicas (Paddleford, 1999). O envelhecimento está associado a alterações estruturais e funcionais no pacemaker cardíaco e no seu sistema de condução. Pode também ocorrer um aumento de colagénio entre as células do tecido do nódulo atrioventricular e do feixe comum de His, reduzindo assim a velocidade de condução do impulso nos segmentos (Schmidlin, 1992). Possivelmente, esta pode ser a causa da maior frequência de cardiomiopatia em cães com mais de 5 anos de idade ou em cães idosos.

Quadro 5: Frequência da cardiomiopatia em cães, em função da idade

S. Não.	Faixa etária	Cães afectados (n=23)	Frequência (%)
1	0 - 1 ano	3	13.04
2	1 - 5 anos	8	34.78

3	Mais de 5 anos	12	52.17

Fig. 7: Frequência por idade (%) de cardiomiopatia em cães

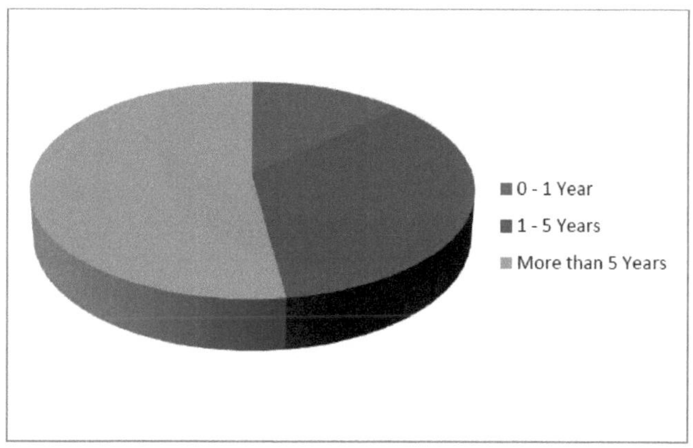

4.1.4 Frequência de cardiomiopatia em cães de acordo com o sexo

A distribuição por sexo dos cães cardiomiopatas é apresentada na Tabela 6 e na Fig. 8. Os cães machos apresentaram uma maior frequência de cardiomiopatia (82,60%) em comparação com as fêmeas (17,39%). Este achado está de acordo com o relatório de Christophe (1984) e Castro *et al.* (2009). No entanto, Wess *et al.* (2010) relataram que houve uma distribuição igual entre os sexos.

Possivelmente, a diferença no nível hormonal entre machos e fêmeas é responsável pela maior frequência de cardiomiopatia nos machos do que nas fêmeas. Normalmente, as cadelas tornam-se mais calmas com a maturidade sexual, ao contrário dos cães machos (Kovacevic *et al.,* 1999).

Quadro 6: Frequência da cardiomiopatia em cães em função do sexo

S.N.	Sexo	Cães afectados (n=23)	Frequência (%)
1	Masculino	19	82.60
2	Feminino	4	17.39

Fig. 8: Frequência por sexo (%) de cardiomiopatia em cães

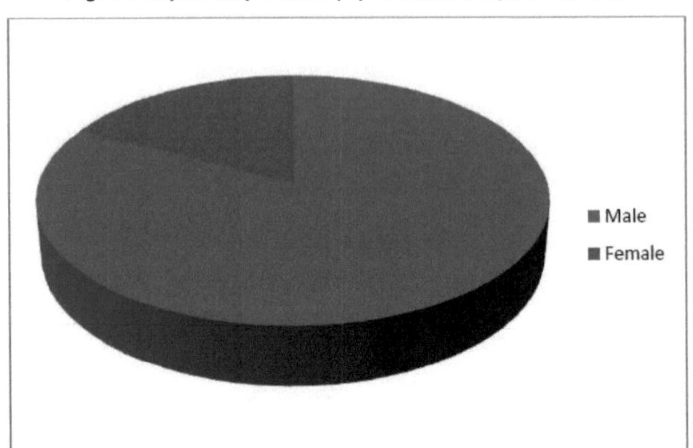

4.2 Manifestações clínicas em cães cardiomiopatas

Cento e dez cães foram selecionados com base em sintomas sugestivos de envolvimento cardíaco. Anorexia/redução do apetite; fraqueza/depressão/entorpecimento; esforço fácil; apetite refratário; ascite; fraqueza posterior; arritmias cardíacas; tosse; dispneia/taquicardia/ortopneia/falta de ar; distensão/pulsação jugular; membrana mucosa pálida/manchada/cianótica; perda de peso; pulso femoral fraco/défice de pulso; síncope e morte registados em 78.26 por cento, 86,95 por cento, 34,78 por cento, 69,56 por cento, 30,43 por cento, 17,39 por cento, 65,21 por cento, 13,13 por cento, 47,82 por cento, 8,69 por cento, 69,59 por cento, 73,91 por cento, 47,82 por cento, 13,04 e 4,34 por cento dos casos, respetivamente (Quadro 7).

À semelhança do presente estudo, todos os sinais clínicos acima referidos são também referidos por Van *et al.* (1981); Lunney e Ettinger (1995); Sisson *et al.* (1999); Bright e Cali (2000); Guglielmini *et al.* (2001); Noszcyzk *et al.* (2010) e Varshney *et al.* (2011b) em diferentes tipos de cardiomiopatia.

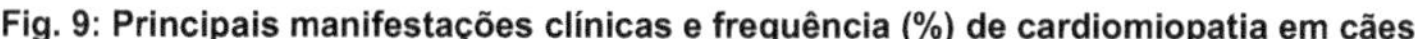

Fig. 9: Principais manifestações clínicas e frequência (%) de cardiomiopatia em cães

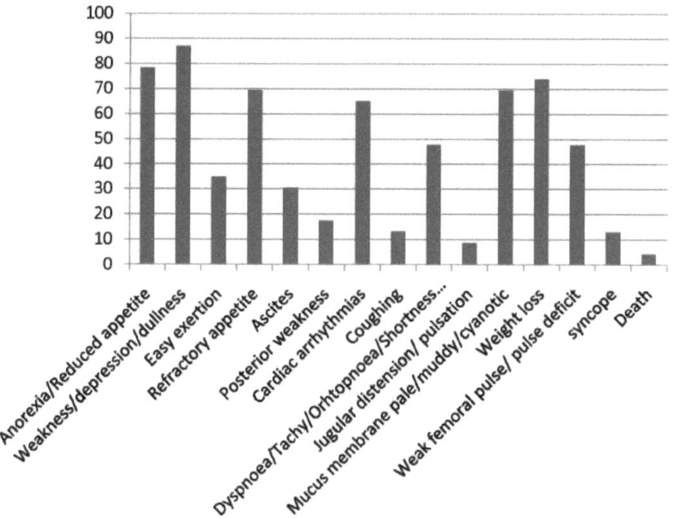

Quadro 7: Principais manifestações clínicas dos cães afectados com suspeita de cardiomiopatia

S. Não.	Manifestações clínicas	Cães afectados (n=23) *	Frequência (%)
1	Anorexia/Redução do apetite	18	78.26
2	Fraqueza/depressão/entorpecimento	20	86.95
3	Esforço fácil	8	34.78
4	Apetite refratário	16	69.56
5	Ascite	7	30.43
6	Fraqueza posterior	4	17.39
7	Arritmias cardíacas	15	65.21
8	Tosse	9	13.13
9	Dispneia/taquicardia/hipopneia/falta de ar	11	47.82
10	Distensão/pulsação jugular	2	8.69
11	Membrana mucosa pálida/manchada/cianótica	6	69.59
12	Perda de peso	17	73.91
13	Pulso femoral fraco/défice de pulso	11	47.82
14	Síncope	3	13.04
15	Morte	1	4.34

4.3 Índices vitais

Os índices vitais, tais como a temperatura (99°F a 102,4°F) e a respiração (15 -20 batimentos por minuto) estavam dentro dos limites normais em todos os cães. No entanto, o pulso era fraco e a frequência de pulso era alta nos cães com taquicardia e baixa nos cães com bradicardia. Os valores médios ± SE de temperatura, frequência respiratória e frequência de pulso em cães cardiomiopatas são apresentados na tabela 8 e os dados relativos são apresentados no Apêndice I.

Tabela 8: Valores médios ± SE da temperatura, respiração e frequência de pulso do cão cardiomiopata

Parâmetro	Média ± SE	Gama
Temperatura	101.16 ± 0.09	99 - 102.4°F
Respiração	17.39 ± 0.30	15 -20 batimentos por minuto
Frequência de pulso	131.78 ± 6.69	60 - 160 por minuto

Os valores médios de temperatura, frequência respiratória e frequência de pulso em cães cardiomiopatas não foram significativamente diferentes dos valores normais de cães aparentemente saudáveis.

4.4 Eletrocardiografia

4.4.1 Medições electrocardiográficas

Para estudar a cardiomiopatia, o exame sistémico do eletrocardiograma no que diz respeito à frequência cardíaca, ritmo, complexos P-QRS-T e respectivos intervalos é uma caraterística importante. Os padrões electrocardiográficos em cães com cardiomiopatia são apresentados na tabela 9. Os valores das medições dos dados P-QRS-T são apresentados no Apêndice II.

Tabela 9: Padrões electrocardiográficos em cães com cardiomiopatia

S. Não.	Achados do ECG	Não afetado	Percentagem
1	Taquicardia sinusal	2	8.69
2	Arritmia sinusal	1	4.34
3	Aumento da aurícula direita	1	4.34
4	Aumento da aurícula esquerda	5	21.73
5	Taquicardia auricular	2	8.69
6	Fibrilhação auricular	4	17.39
7	Complexo atrial prematuro	2	8.69

8	Aumento do ventrículo esquerdo	8	34.78
9	Complexo prematuro ventricular	3	13.04
10	Taquicardia ventricular	2	8.69
11	Paragem sinusal	3	13.04

4.4.2 Caraterísticas electrocardiográficas

As caraterísticas electrocardiográficas em cães com cardiomiopatia são ilustradas na tabela 10 e nas fig. 10 a 21.

Quadro 10: Caraterísticas electrocardiográficas dos cães cardiomiopatas

S. Não.	Tipo de cardiomiopatia	Caraterísticas electrocardiográficas
1	Taquicardia sinusal	Frequência cardíaca superior a 160 em raças grandes e superior a 180 em raças pequenas. Intervalo R-R regular (Fig. 10).
2	Arritmia sinusal	Frequência cardíaca dentro dos limites normais, mas intervalo R-R variável (Fig. 11).
3	Aumento da aurícula direita	Pulmonale "P" (>0,4 mV), onda Ta (Fig. 12).
4	Aumento da aurícula esquerda	'P' mitrale (>0,04 seg.) (Fig. 13).
5	Taquicardia auricular	Mais onda P do que complexos QRST (Fig. 14).
6	Fibrilhação auricular	Onda P não percetível, mas com fibrilação fina (onda "f") (Fig. 15).
7	Complexo átrio-prematuro	Aparecimento ocasional de onda P adicional sem complexo QRS (Fig. 16).
8	Aumento do ventrículo esquerdo	R alto (>3,0 mV em raças grandes e >2,5 em raças pequenas), QRS largo (>0,05 seg.), ST em coving (Fig. 17 & 18).
9	Complexo prematuro ventricular	Complexo QRS não associado a onda P ou onda T (Fig. 19).
10	Taquicardia ventricular	Repetição de complexos pré-maduros ventriculares (Fig. 20).
11	Paragem sinusal	O intervalo R-R irregular é mais do que o dobro do

		intervalo R-R normal anterior (Fig. 21).

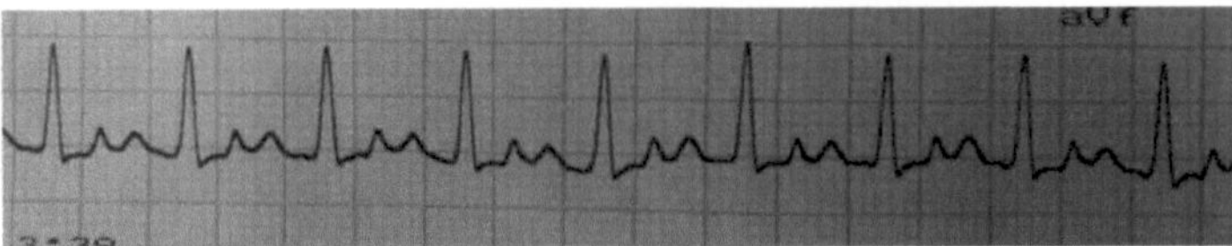

Fig. 10: Taquicardia sinusal com aumento do coração do lado esquerdo

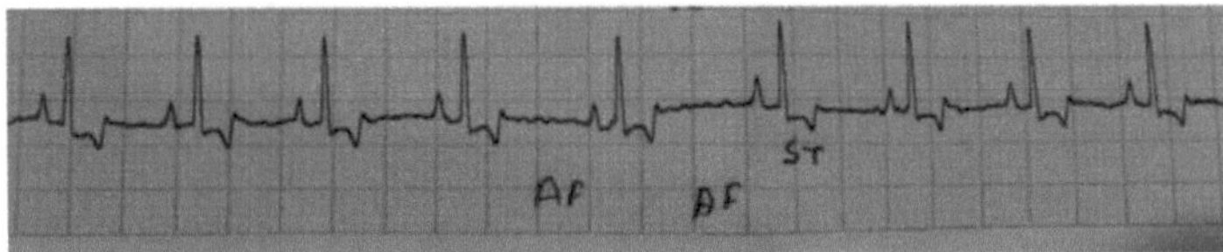

Fig. 11: Arritmia sinusal (intervalo R-R 0,48-0,68 seg.) com fibrilhação auricular e depressão ST (>0,2 mV)

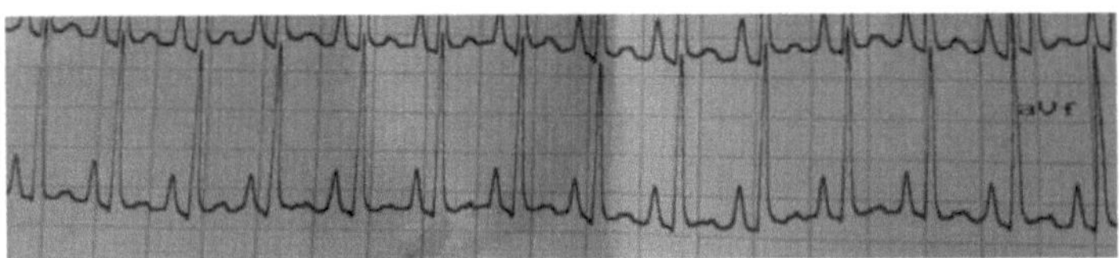

Fig. 12: Átrio direito, aumento do ventrículo esquerdo [P (>0,4 mV, >0,04 seg.), complexo QRS (>2,5 mV, >0,05 seg.) e segmento ST elevado (>0,15 mV)]

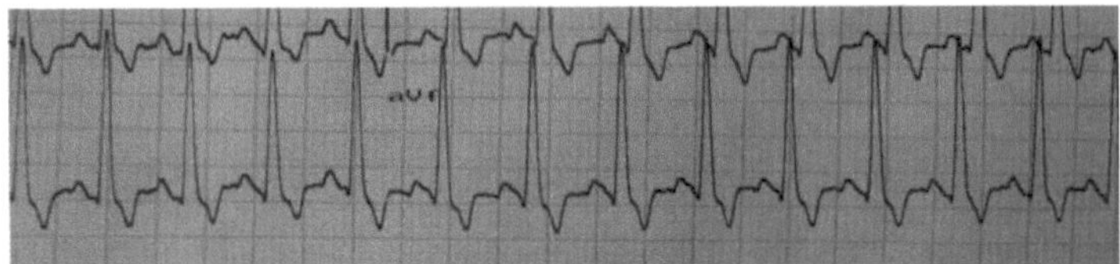

Fig. 13: "P" mitral e duração alargada do "QRS" com encurvadura ST

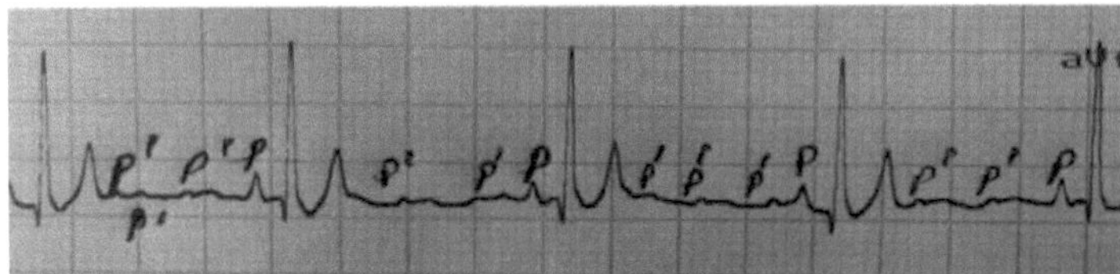

Fig. 14: Taquicardia auricular

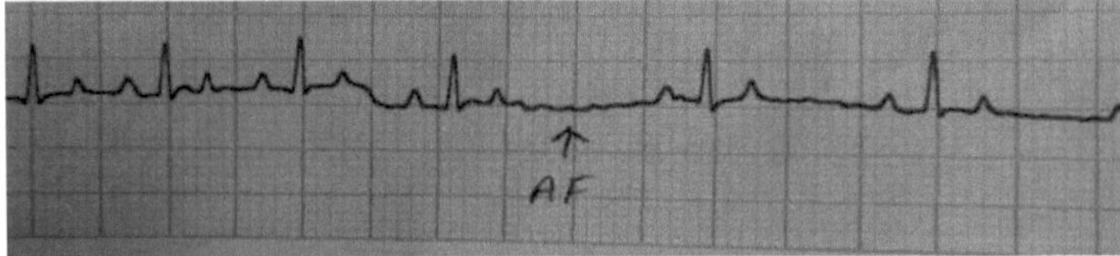

Fig. 15: Fibrilhação auricular fina

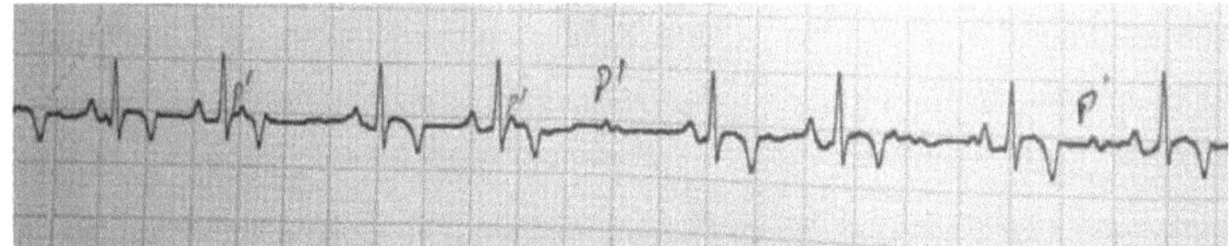

Fig. 16: Complexo atrial prematuro

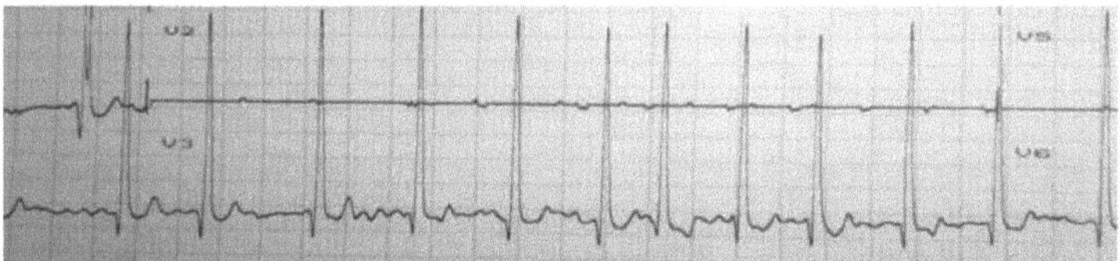

Fig. 17: Aumento do ventrículo esquerdo (R >3,0 mV e QRS >0,08 Seg.)

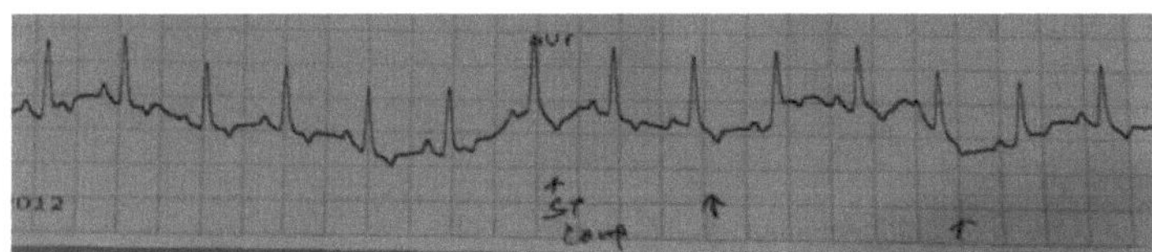

Fig. 18: Coving "ST

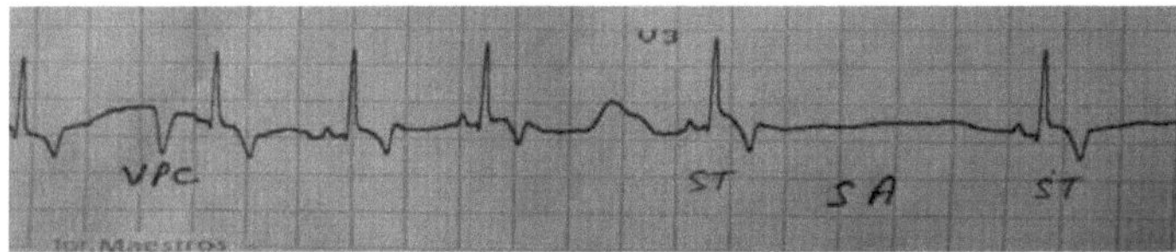

Fig.19: Complexo ventricular prematuro, paragem sinusal e elevação de ST (>0,15 mV)

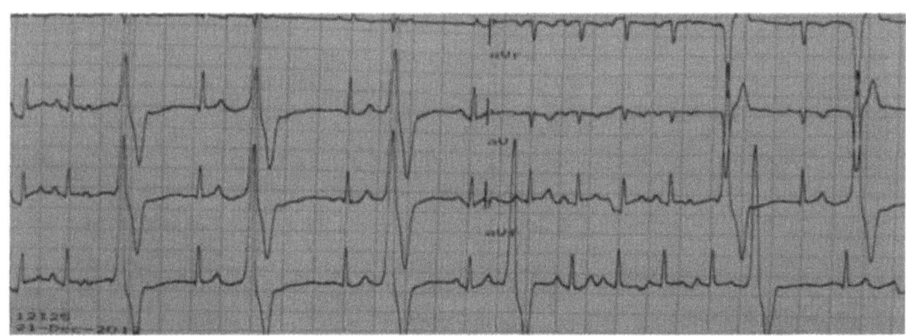

Fig. 20: Taquicardia ventricular - Complexos QRS aberrantes com onda P ausente

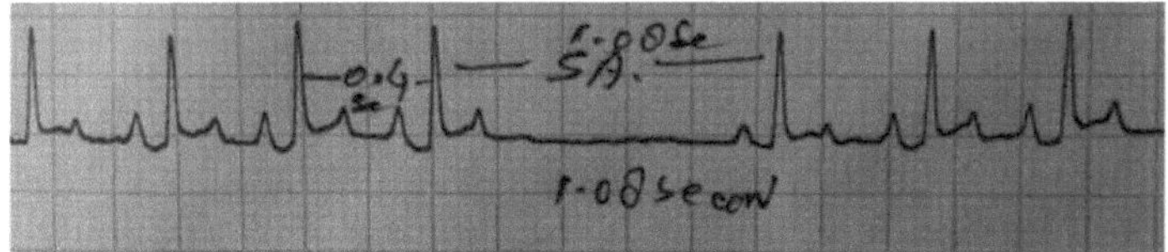

Fig. 21: Paragem sinusal (pausa > que 2 intervalos R-R normais)

A taquicardia sinusal, caracterizada por um ritmo sinusal regular com uma frequência cardíaca superior a 160 batimentos por minuto, é mais comum nos cães (Tilley, 1985). Em neonatos e cachorros, deve-se normalmente à falta de desenvolvimento do sistema compensatório de incapacidade cardíaca (Haddad *et al.,* 1984). Noutros grupos etários, pode estar associada a nervosismo, excitação, dor, febre, choque, infeção, anemia ou insuficiência cardíaca congestiva (Bolton, 1975). Recentemente, Varshney *et al.* (2011c) relataram um caso de taquicardia com um complexo ventricular prematuro num cão da Pomerânia envenenado por sapo. A taquicardia foi registada em cães na Índia em condições variáveis (Varshney e Tiwari, 2002a; Varshney e Kumar, 2004; Varshney, 2005; Changkija *et al.,* 2006a e b).

A arritmia sinusal é um ritmo sinusal irregular, com origem no nódulo SA e é representada por períodos alternados de frequências cardíacas mais lentas e rápidas relacionadas com a respiração (Tilley, 1985). Geralmente, esta arritmia é considerada normal devido ao predomínio do tónus parassimpático (Detweiler, 1997). A arritmia sinusal é mais comum em raças como boxer e bull dogs (Moise, 1998).

As ondas P altas são referidas como P-pulmonale (uma vez que o aumento do AD pode estar associado a cor pulmonale) (>0,4 mV) (Mike, 2007).

Uma onda P prolongada e entalhada é referida como P-mitrale. O entalhe ocorre como resultado da despolarização assíncrona dos átrios, sendo que o átrio esquerdo dilatado despolariza uma fração mais tarde do que o átrio direito (Mike, 2007).

A taquicardia auricular é um ritmo rápido e regular com origem num foco na aurícula afastado do nódulo SA e caracteriza-se por uma frequência cardíaca superior a 160 batimentos por minuto e um intervalo P' positivo e P' - P' regular. Esta situação foi também registada por Patterson *et al.* (1961) e Tilley (1985).

A fibrilhação auricular/flutter é caracterizada por uma desorganização eléctrica completa a nível auricular que leva a um aumento caótico e rápido da despolarização (Ettinger *et al.,* 2000).

Recentemente, Varshney *et al.* (2011a) relataram trinta casos de fibrilação atrial/flutter em cães com doença inexplicável e fraqueza. A fibrilação atrial foi caracterizada por ondas f grosseiras ou finas que repetiam a onda P sinusal normal. A fibrilhação auricular foi descrita frequentemente em associação com aumento auricular, insuficiência valvular crónica e cardiomiopatia dialética (Edward e Tilley, 1985). A atividade eléctrica caótica nas aurículas resulta numa condução irregular através do nódulo AV com ativação ventricular rápida e irregular (Cote e Ettinger, 2005).

Os complexos prematuros auriculares surgem de focos ectópicos nos átrios e podem levar a taquicardia/flutter/fibrilhação auricular. Estes complexos podem ser de variação normal em cães idosos. O impulso propagado através do átrio para o nó AV não consegue chegar aos ventrículos.

Ao examinar o eletrocardiograma, nota-se uma onda P anormal, prematura e que pode estar "enterrada" ou sobreposta à onda T que a precede (Dhanapalan, 2003).

Ondas R altas são sugestivas de aumento do ventrículo esquerdo (VE). Uma onda R na derivação I maior do que nas derivações II ou aVF pode estar associada a hipertrofia. Um aumento das ondas R (>3,0 mV em raças grandes e >2,5 em raças pequenas) pode estar associado a dilatação. Outras caraterísticas do ECG que podem estar associadas ao aumento do VE são o prolongamento da duração do QRS (>0,05 seg.), a flacidez/descolamento do segmento S-T (Mike, 2007).

O complexo prematuro ventricular ocorre quando o pacemaker com maior atomicidade abranda ou pára. Caracteriza-se por uma frequência cardíaca lenta com um complexo de escape. Estes achados electrocardiográficos são secundários a uma anomalia na formação/condução do impulso. Os complexos pré-maduros ventriculares são despolarizações prematuras geradas por um foco ectópico localizado no tecido ventricular. (Cote e Ettinger, 2005)

A taquicardia ventricular é uma série de três ou mais complexos pré-maduros ventriculares que ocorrem a uma velocidade elevada. Pode ser contínua (sustentada) ou intermitente (paroxística) (Cote e Ettinger, 2005). O cão que apresentava taquicardia ventricular foi desmaiado antes de poder ser investigado.

A paragem sinusal é um distúrbio de condução comum em cães, caracterizado pela incapacidade de formação do impulso no nódulo SA (sinoatrial). Electrocardiograficamente, caracteriza-se por um ritmo regular e irregular com pausas sem complexos P-QRS-T. Estas pausas podem ser o dobro ou mais do que o dobro do intervalo R-R precedente normal e o intervalo P-R constante. O bloqueio do SA pode ser um achado acidental em cães braquicefálicos ou pode ser devido à irritabilidade do nervo vago. A falha do nódulo SA em disparar a tempo pode causar desmaio ou morte (Tilley, 1985).

À semelhança do presente estudo, todos os padrões electrocardiográficos acima mencionados são anormais na maioria dos casos e as anomalias variam entre ritmo sinusal; taquicardia sinusal/bradicardia; paragem sinusal; flutter/fibrilhação auricular; complexo prematuro auricular; taquicardia auricular; aurícula esquerda (P>0.04 segundos) e/ou aumento do ventrículo esquerdo (R >2,5 mV, QRS >0,05 segundos, supradesnivelamento de ST); elevação de ST >0.15 mV; infradesnivelamento de ST >0,2 mV; aumento da aurícula direita (onda Ta ou P >0,4mV); baixa voltagem da onda R (<0.5 mV); taquicardia ventricular; complexos prematuros ventriculares (VPCs); intervalo 'R-R' variável; mudança na polaridade da onda T; para alteranans de onda 'R' sugerindo cardiomiopatia e também padrão 'rS', APC, fibrilação fina, QRS amplo sugerindo cardiomiopatia idiopática, conforme relatado por outro trabalhador (Varshney *et al,* 2011b).

A taquicardia atrial é caracterizada por uma frequência cardíaca rápida com mais APC. A configuração da onda P' era um pouco diferente da da onda P. Parece que a taquicardia auricular pode ser devida a um aumento da automaticidade de um foco ectópico ou reentrada (Josephson e Kastor, 1977).

Semelhante ao presente estudo, Guyton e Hall (2004), também relataram APC com intervalo P-R encurtado, indicando que a origem ectópica do batimento está no átrio próximo ao nó AV.

A onda R do complexo prematuro foi fundida com a onda T anterior (fenómeno R sobre T). Estes resultados estão de acordo com a observação de Varshney *et al.* (2011b) e kumar *et al.* (2011). O fenómeno R sobre T também foi relatado em quatro cães por Duerr *et al.* (2007).

O eletrocardiograma é caracterizado pela presença de VPCs repetidos na taquicardia ventricular, tal como descrito por Cote e Ettinger (2005).

As caraterísticas da parada sinusal foram a variabilidade do intervalo R-R, que foi o dobro do intervalo R-R precedente normal, como no presente estudo, concordando com os achados de Changkija (2007).

À semelhança deste estudo, Dukes (2000) referiu que o 'P' mitrale pode ser observado na cardiomiopatia dilatada e que a onda R elevada, o QRS largo e a inclinação do ST foram observados em 3,91% dos cães e são caracterizados por um aumento da largura do complexo QRS superior a 0,08 segundos e por uma onda R positiva observada na forma dilatada da cardiomiopatia (Tilley, 1992).

4.3. Radiografia

Cães com cardiomiopatia (n=23) foram submetidos a radiografias laterais, para exame da silhueta cardíaca e avaliação do escore cardíaco vertebral (VHS). Na maioria dos casos, o VHS era ≥ 8,7 e ≤ 10,7 com silhueta radiográfica normal do coração.

Estes resultados estão de acordo com a observação de Moon *et al.* (2007). A utilização de valores de VHS específicos da raça tem uma especificidade elevada para o tamanho normal do coração (Lamb *et al.*, 2001), também variações elevadas no coração canino normal do que em qualquer outro órgão e o coração é inerentemente variável em tamanho devido à sua contratilidade durante o ciclo cardíaco. Os valores de VHS em cães com cardiomiopatia são apresentados na tabela 11.

Tabela 11: Valores VHS em cães com cardiomiopatia

S. Não.	Raça	VHS
1	Rottweiler	11
2	Pomerano	10.2
3	Labrador	9.5
4	Pomerano	12.5
5	Pastor Alemão	10

6	Pastor Alemão	9.5
7	Mastim Napolitano	10.5
8	São Bernardo	10.2
9	Labrador	11.5
10	Dogue Alemão	13.5
11	Pomerano	8.7
12	Lhasa Apso	12
13	Pug	10.75
14	Dogue Alemão	9.5
15	Cocker Spaniel	9
16	São Bernardo	9.5
17	Pastor Alemão	10.5
18	Pomerano	9.5
19	Cocker Spaniel	8.5
20	Pomerano	10
21	Dogue Alemão	11
22	Daschund	8.5
23	Pastor Alemão	10.5
Média ± SE		10.27±0.26

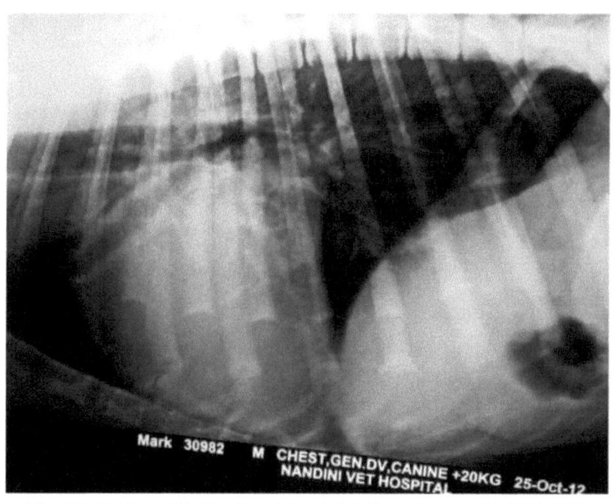

Fig. 22: Radiografia da vista lateral do tórax mostrando VHS 11.8

Mas em 26,08% dos casos o VHS é elevado (>10,7), o que sugere patologia cardíaca, como cardiomiopatia dialética, concordando com os achados de Marin *et al.* (2007). No entanto, a raça e a conformação corporal podem influenciar o VHS.

Os valores médios de VHS registados em cães com cardiomiopatia não apresentam diferenças significativas quando comparados com os valores de VHS de cães aparentemente saudáveis.

4.4 Troponina I cardíaca (Biomarcador de cardiomiopatia)

Os cães com cardiomiopatia (n=23) foram avaliados quanto ao nível de troponina I cardíaca (0,1 ng/ml). Na maioria dos casos (95,65%), a troponina I cardíaca foi considerada positiva neste estudo (Fig. 23), concordando com os achados de Noszczyk (2011). No entanto, um nível elevado de cTnI detectado no soro ou no plasma é considerado um indicador altamente sensível e específico de lesão e necrose das células do miocárdio. A cTnI elevada pode ser detectada dentro de 3-4 horas após o início da lesão do miocárdio e permanece aumentada durante 4-7 dias após o enfarte do miocárdio inicial (Caryn e Mark, 2008). Oyama e Sisson (2004) avaliaram a cTnI em cães com e sem doença cardíaca. Eles relataram uma elevação significativa da TnI em cães com cardiomiopatia (mediana de 0,14 ng/mL), doença da válvula mitral (0,11 ng/mL) e estenose subaórtica (0,08 ng/mL), em comparação com cães saudáveis (0,03 ng/mL). Verificou-se uma diminuição da mediana do tempo de sobrevivência em cães com cardiomiopatia e cTnI superior a 0,20 ng/mL.

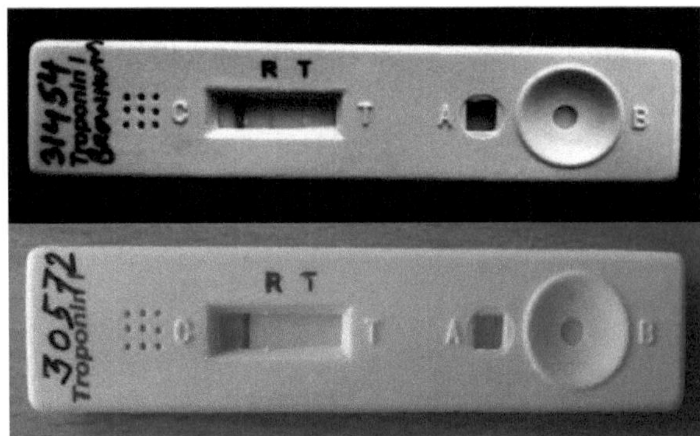

Fig. 23: Kit com resultados +ve e -ve para a troponina I

4.5 Eficácia comparativa do ECG, VHS e CTnI com o diagnóstico clínico

A eficácia comparativa dos níveis de ECG, VHS e CTnI com o diagnóstico clínico em cães cardiomiopatas é apresentada na tabela 12.

Foi efectuada uma comparação entre os três métodos de diagnóstico e o diagnóstico clínico. O número total de cães com anomalias na eletrocardiografia foi de 20 em 23, pelo que a sensibilidade da eletrocardiografia em relação ao diagnóstico clínico foi de 86,95 %. No mesmo padrão, Shawn (2003) sugeriu que a presença ou ausência de insuficiência cardíaca não pode ser explicada com base na eletrocardiografia como único método de diagnóstico. A eletrocardiografia não é útil para o diagnóstico da causa de um sopro em pequenos animais.

Também é pouco provável que seja útil quando a frequência e o ritmo parecem normais à auscultação e, normalmente, não constitui um guia exato do tamanho do coração (Michael, 2008). Se houver suspeita de cardiomiopatia, devem ser considerados outros exames, nomeadamente radiológicos. Nos casos de colapso em que se suspeita de uma origem cardíaca, um ECG normal só é suscetível de fornecer informações se estiver claramente presente uma anomalia na auscultação. Nestes casos, seria mais útil um ECG prolongado, como um registo Holter durante um ou mais dias (Mike, 2007).

Tabela 12: Eficácia comparativa do ECG, VHS e CTnI com o diagnóstico clínico em cães cardiomiopatas

S. N.º /Caso. Não.	Diagnóstico clínico	ECG (Anomalia)	VHS (>10,7)	CTnI (>0,1ng/ml)
1	Positivo	Positivo	Positivo	Positivo
2	Positivo	Positivo	Negativo	Positivo
3	Positivo	Negativo	Negativo	Positivo
4	Positivo	Positivo	Positivo	Positivo
5	Positivo	Positivo	Negativo	Positivo
6	Positivo	Positivo	Negativo	Positivo
7	Positivo	Positivo	Negativo	Positivo
8	Positivo	Positivo	Negativo	Positivo
9	Positivo	Positivo	Positivo	Positivo
10	Positivo	Positivo	Positivo	Positivo
11	Positivo	Positivo	Negativo	Positivo
12	Positivo	Positivo	Negativo	Positivo
13	Positivo	Negativo	Positivo	Positivo
14	Positivo	Positivo	Negativo	Negativo
15	Positivo	Positivo	Negativo	Positivo
16	Positivo	Positivo	Negativo	Positivo
17	Positivo	Positivo	Negativo	Positivo
18	Positivo	Positivo	Negativo	Positivo
19	Positivo	Positivo	Negativo	Positivo
20	Positivo	Positivo	Negativo	Positivo
21	Positivo	Negativo	Positivo	Positivo
22	Positivo	Positivo	Negativo	Positivo
23	Positivo	Positivo	Negativo	Positivo
Positivo	23	20	6	22
Negativo	0	3	17	1
Percentagem Positivo	**100**	**86.95**	**26.08**	**95.65**

A sensibilidade calculada do sistema de diagnóstico da escala cardíaca vertebral para a cardiomiopatia é de apenas 26,08%. A possível razão para esta baixa sensibilidade pode ser a elevada variação do coração canino normal em relação a qualquer outro órgão e o facto de o coração ser inerentemente variável em termos de tamanho devido à sua contratilidade durante o ciclo cardíaco. Além disso, existe uma variação considerável entre raças no que respeita ao tamanho e à forma normais do coração. Assim, é importante ter em conta a raça específica do cão sempre que o coração é avaliado (Lamb *et al.*, 2001). Embora informações importantes sobre doenças cardíacas possam ser obtidas com frequência a partir de radiografias torácicas, é fundamental confirmar o diagnóstico de cardiomiopatia apenas com os resultados das radiografias torácicas e da escala cardíaca vertebral. Este teste pode ser utilizado para o rastreio de cardiomiopatias em cães e para a avaliação da resposta ao tratamento de doenças cardiomioplégicas em caninos (Lamb *et al.*, 2000). Bavegems *et al.* (2005) sugeriram que se considerassem as diferenças entre raças e o sexo ao avaliar a possibilidade de cardiomiopatia com base na VHS. Root e Bahr (2002) sugeriram que a consideração da raça também deve ser feita sempre que o coração for avaliado. No presente estudo, as radiografias foram feitas em posição lateral. Ghadiri *et al.* (2010) relataram que o posicionamento durante a radiografia influencia o VHS, eles encontraram valores médios não significativamente mais altos do VHS na posição lateral esquerda em comparação com as vistas laterais direitas em cães Doberman.

A comparação do diagnóstico clínico com a troponina I cardíaca tem uma sensibilidade de 95,65%. A elevada sensibilidade deste método deve-se ao facto de estas proteínas serem libertadas do miocárdio proporcionalmente ao grau de lesão tecidular e à rutura das membranas dos miócitos e de não serem encontradas em quantidades significativas noutros tecidos (Winder e Walsh, 1993). Antman (2002) sugeriu as troponinas cardíacas (cTn) como biomarcadores sanguíneos de referência com elevada sensibilidade e especificidade para a degenerescência do miocárdio no homem. Além disso, a Tnc humana é eficaz numa vasta gama de espécies animais, incluindo o cão, porque a estrutura e a função das troponinas são altamente conservadas entre as espécies e a sequência de aminoácidos da troponina-I canina sugere que os imunoensaios concebidos para os seres humanos podem ser capazes de quantificar a Tnc-I canina (Mark e Philip, 2004).

4.5 Tratamento racional de acordo com o diagnóstico

Os tratamentos de acordo com o diagnóstico são apresentados na tabela 13.

Quadro 13: Tratamentos de acordo com o diagnóstico

S.N.	Tipo de cardiomiopatia	Tratamento
1	Taquicardia sinusal	Inj. Diazepam @ 0,5 mg/kg b.wt.IM Tab. Digoxina @ 0,006 mg/kg b.wt. BID PO durante 5 dias

		Tab. Enalapril @ 0,5 mg/kg b.wt. BID PO durante 1 mês Tab.Furosemida @ 2,0 mg/kg b.wt. BID PO durante 23 semanas Tab. Top 10 - 2 BID PO durante 10 dias Tab. Vit. E @ 400 mg PO durante 10 dias
2	Arritmia sinusal	Tab. Digoxina @ 0,006 mg/kg b.wt. BID PO durante 3 dias Tab. Enalapril @ 0,5 mg/kg b.wt. BID PO durante 1 mês Tab.Furosemida @ 2,0 mg/kg b.wt. BID PO durante 23 semanas
3	Aumento da aurícula direita	Tab. Digoxina @ 0,006 mg/kg b.wt. BID PO durante 5 dias Tab. Enalapril @ 0,5 mg/kg b.wt. BID PO durante 1 mês Tab. Furosemida a 2,0 mg/kg de peso vivo. BID PO durante uma semana Tab. Top 10 - 2 BID PO durante 10 dias
4	Aumento da aurícula esquerda	Tab. Digoxina @ 0,006 mg/kg b.wt. BID PO durante 5 dias Tab. Enalapril @ 0,5 mg/kg b.wt. BID PO durante 1 mês Tab. Furosemida a 2,0 mg/kg b.wt. BID PO durante uma semana e depois Tab. Espironolactona @ 2mg/kg PO Tab. Top 10 - 2 BID PO durante 10 dias Tab. Vit. E @ 400 mg PO durante 10 dias
5	Taquicardia auricular	Inj. Diazepam @ 0,5 mg/kg b.wt.IM Tab. Diazepam @ 0,5 mg/kg BID PO durante 2 dias Tab.Verapamil @ 2 mg/kg b.wt. TID PO durante 5 dias Tab. Enalapril @ 0,5 mg/kg b.wt. BID PO durante 1 mês Tab.Furosemida @ 2,0 mg/kg b.wt. BID PO durante 23 semanas
6	Fibrilhação auricular	Tab. Quinidina @ 6,0 mg/kg BID PO caso não responsivo dentro de 72 horas. Tab. Digoxina @ 0,006 mg/kg b.wt. BID PO se não houver resposta Tab. Verapamil @ 2 mg/kg b.wt. TID PO

7	Complexo átrio-prematuro	Tab. Digoxina @ 0,006 mg/kg b.wt. BID POpor 5 dias Tab. Enalapril @ 0,5 mg/kg b.wt. BID PO durante 1 mês Tab.Furosemida @ 2,0 mg/kg b.wt. BID PO durante 23 semanas Tab. Vit. E @ 400 mg PO durante 10 dias
8	Aumento do ventrículo esquerdo	Tab. Digoxina @ 0,006 mg/kg b.wt. BID PO durante 5 dias Tab. Enalapril @ 0,5 mg/kg b.wt. BID PO durante 1 mês Tab.Furosemida @ 2,0 mg/kg b.wt. BID PO durante 23 semanas Tab. Top 10 - 2 BID PO durante 10 dias
9	Complexo prematuro ventricular	Tab. Enalapril @ 0,5 mg/kg b.wt. BID PO durante 1 mês Tab. Sotalal @ 5 mg/kg BID PO durante 5 dias Tab. Top 10 - 2 BID PO durante 10 dias Tab. Vit. E @ 400 mg PO durante 10 dias Tab. Furosemida a 2,0 mg/kg de peso vivo. BID PO para 2 3 semanas Tab. Top 10 - 2 BID PO durante 10 dias
10	Taquicardia ventricular	Inj Lignicaine 2% @ 2 mg/kg em bolus e depois 80 pg/kg/min. Tab. Sotalal @ 5 mg/kg BID PO durante 5 dias Tab. Top 10 - 2 BID PO durante 10 dias Tab. Vit. E @ 400 mg PO durante 10 dias
11	Paragem sinusal	Tab. Digoxina @ 0,006 mg/kg b.wt. BID PO durante 5 dias Tab.Furosemida @ 2,0 mg/kg b.wt. BID PO durante 23 semanas Tab. Top 10 - 2 BID PO durante 10 dias Syp. Nutricoat Advance (ácidos gordos W3 e 6) - 2 TSF BID PO

À semelhança do presente estudo, os tratamentos estão de acordo com Kathryn (2005); Mark (2006); Tidholm (2006); Jens (2008); Martinez (2008) e Varshaney *et al.* (2011b).

As medidas terapêuticas gerais para cães com DCM idiopática envolvem a utilização de medicamentos para aumentar o débito cardíaco, normalizar a pressão arterial, tratar arritmias e/ou CHF e diminuir o efeito das neuro-hormonas (Bonagura, 2012). O tratamento baseia-se nos sinais clínicos e nos resultados dos testes de diagnóstico de cada doente, mas todos os cães com um diagnóstico de DCM idiopática devem ser tratados com agentes inotrópicos positivos (Nelson e Guillermo, 2009). Os fármacos inotrópicos positivos melhoram a força das contracções cardíacas, melhorando assim o débito cardíaco (Bonagura, 2012). A administração de um inibidor da enzima de conversão da angiotensina ou de outro medicamento adaptado às necessidades de um doente é determinada por um médico após a avaliação dos resultados dos testes, da influência da raça, da idade, das condições relacionadas e da disfunção orgânica subjacente. A terapia nutricional, incluindo a suplementação com L-carnitina e taurina, é utilizada como terapia adjuvante em alguns cães com DCM idiopática (Roudebush *et al.,* 2000).

A L-Carnitina é importante para a utilização de gorduras e para o metabolismo energético nas células do miocárdio, e a DCM responsiva à carnitina foi identificada em Doberman Pinschers e Boxers. A suplementação com L-carnitina é recomendada numa dose de 50 a 100 mg/kg qSh, mas o seu custo pode ser proibitivo e os doentes podem beneficiar de uma dose mais baixa. As dietas prescritas por veterinários são formuladas para satisfazer as necessidades dos cães com doenças cardiovasculares. Estas dietas têm um baixo teor de sódio e podem conter L-carnitina, taurina, ácidos gordos ómega 3, magnésio e potássio. A suplementação de potássio e magnésio pode ser considerada em pacientes que recebem terapia diurética para CHF se a dieta não for adequada (Roudebush *et al.,* 2000). A caquexia cardíaca pode ser observada em doentes com ICC (Nelson e Guillermo, 2009), pelo que estes doentes devem receber uma dieta que forneça os nutrientes necessários para compensar um metabolismo alterado. Nos doentes com DCM, as células cardíacas sofrem de stress oxidativo e as necessidades energéticas das células do miocárdio aumentam. A suplementação com ácidos gordos ómega 3 pode reduzir o stress oxidativo (Roudebush *etal.,* 2000).

O prognóstico a longo prazo da cardiomiopatia é mau, uma vez que a doença não tem cura e é uma doença progressiva. No entanto, o prognóstico a curto e médio prazo é variável e a previsão do tempo de sobrevivência é praticamente impossível.

RESUMO

O presente estudo foi realizado no College of Veterinary and Animal Science, RAJUVAS, Bikaner, e no Nandini Veterinary Hospital, Surat, de setembro a dezembro de 2012, para estudar o perfil clínico e o perfil eletrocardiográfico, comparar a eficácia dos ECG, da radiografia e da troponina I cardíaca e proceder ao tratamento racional de acordo com o diagnóstico.

Um total de cento e dez cães de diferentes raças, sexo e grupo etário, suspeitos de cardiomiopatia e/ou envolvimento cardíaco, foram selecionados de entre 350 cães com base na história, nas manifestações clínicas, nas caraterísticas electrocardiográficas, na radiografia e no nível de troponina-I cardíaca. Dos 110 cães, verificou-se que 23 apresentavam cardiomiopatia, com uma prevalência de 6,57%.

Os cães cardiomiopatas apresentavam uma grande variedade de sinais clínicos, tais como fraqueza, depressão, intolerância ao exercício, letargia, apetite refratário, síncope, torpor, esforço fácil e fraqueza posterior. Não havia variação da temperatura e da respiração. No entanto, o pulso estava de acordo com a frequência cardíaca.

A citologia sanguínea negativa excluiu a associação de infeção sanguínea por protozoários e/ou erliquiose nestes cães cardiomiopatas.

A cardiomiopatia foi registada em 11 raças de cães, com maior predisposição no Pomerânia (21,74%). Os machos (82,60%) estavam mais predispostos do que as fêmeas. Embora cães de todos os grupos etários (neonatos a mais de 5 anos) sofressem de cardiomiopatia, a frequência foi mais elevada no grupo com mais de 5 anos de idade.

Foram diagnosticados onze tipos de cardiomiopatia com base nos padrões electrocardiográficos. Consistia em taquicardia sinusal (8,69%), arritmia sinusal (4,34%), aumento da aurícula direita (4,34%), aumento da aurícula esquerda (21,73%), taquicardia auricular (8,69%), fibrilhação auricular (17.39%), complexo prematuro atrial (8,69%), aumento do ventrículo esquerdo (34,78%), complexo prematuro ventricular (13,04%), taquicardia ventricular (8,69%) e paragem sinusal (13,04%).

A taquicardia sinusal era caracterizada electrocardiograficamente por um aumento da frequência cardíaca superior a 160 batimentos por minuto (raça grande) e 180 batimentos por minuto (raça pequena), enquanto a arritmia sinusal apresentava uma variação do intervalo R-R >10%. A taquicardia auricular foi caracterizada por complexos prematuros repetidos e frequência cardíaca auricular rápida. No caso de complexos prematuros auriculares, a frequência cardíaca era normal com ritmo irregular devido a onda P' prematura (onda 'f') em vez de onda P. A taquicardia ventricular apresentava VPC repetidos. Os bloqueios sinusais eram caracterizados por pausas longas (mais de duas vezes o intervalo R-R) e ritmo regularmente irregular.

A silhueta radiográfica do coração na maioria dos casos estava dentro do limite e o escore cardíaco vertebral (VHS) era maior ou igual a 8,7 a menor ou igual a 10,7.

Na maioria dos casos (95,65%), a troponina I cardíaca foi considerada positiva (>0,1 ng/ml). A troponina I cardíaca é altamente sensível para diagnosticar a cardiomiopatia devido ao facto de estas proteínas serem libertadas do miocárdio em proporção ao grau de lesão tecidular e à rutura das membranas dos miócitos, não sendo encontradas em quantidades significativas noutros tecidos.

As medidas terapêuticas gerais para cães com cardiomiopatia envolvem a utilização de medicamentos para aumentar o débito cardíaco, normalizar a pressão arterial, tratar arritmias e/ou ICC e atenuar o efeito das neuro-hormonas.

O prognóstico a longo prazo da cardiomiopatia é mau, uma vez que a doença não tem cura e é uma doença progressiva. No entanto, o prognóstico a curto e médio prazo é variável e a previsão do tempo de sobrevivência é praticamente impossível.

LITERATURA CITADA

Alex, G. e Alison, T. (2004). Cardiovascular conditions in breed predispositions to disease in dogs and cats, Blackwell Publishing Ltd, Garsington Road, Oxford , UK, pp179-182.

Andrea, V., Philip, R.F., Kathryn, M.M. e Si Kwang, L. (2003). Dilated cardiomyopathy in juvenile doberman pinschers. *Journal of Veterinary Cardiology, o Jornal Oficial da Sociedade Europeia de Cardiologia Veterinária,* 5(1):23-27.

Andrew, W. B. (2008). Diagnóstico de cardiologia veterinária. Assessing cardiac health in the 21st century, IDEXX Laboratories, Feature Articles, 2 (1):12-13.

Antman, E.M. (2002). Tomada de decisões com testes de troponina cardíaca. New England Journal of Medicine, 346:2079-82.

Bachinski, L. e Roberts, R. (1998). New insights into dilated cardiomyopathy. Cardiology Clinics, 16:603-610.

Baumwart, R., Orvalho, J. e Meurs, K. (2007). Avaliação da concentração sérica de troponina I cardíaca em Boxers com cardiomiopatia arritmogénica do ventrículo direito. *Am. J. Vet. Res.*, 69(5):524-528.

Bavegems, V., Van, C.A., Duchateau, L., Sys, S.U., Van, B.H. e De Rick, A. (2005). Intervalos de tamanho do coração vertebral específicos para whippets. *Vet. Radiol. Ultrasound,* 46 (5):400-403.

Beischel, J., Larson, D.F. e Yu, Q. (2004). Cardiomiopatia dilatada em ratos infectados por retrovírus: um novo modelo para DCM viral silencioso. *CardiovascToxicol,* 4:317325.

Bilinska, Z.T., Michalak, E. e Piatosa, B. (2003). Cardiomiopatia dilatada familiar, evidência de heterogeneidade clínica e imunogenética. *Med. Sci. Monit.*, 9:167-174.

Bolton, G. R. (1975). Hand book of canine electrocardiography. W. B. Saunders Company, Philadelphia, pp 32-59.

Bonagura, J. (2012). Cardiomiopatia canina, *Proc. Mundial de pequenos animais. Vet.Assoc. World. Congr.2001.http:/WWW.vin. com/vindbpub/searchpb/proceedings/pr05000/pr00034.htm.*

Borgarelli, M., Tarducci, A. e Tidholm, A. (2001). Cardiomiopatia dilatada idiopática canina. Parte II: fisiopatologia e terapia. *Vet. J.,* 162:182-195.

Bright, J. M. e Cali, J. V. (2000). Utilidade clínica do registo de eventos cardíacos em cães e gatos examinados devido a síncope, colapso episódico ou fraqueza intermitente: 60 casos (1997-1998). J. *Am. Vet. Med. Assoc.,* 216(7):1110- 1114.

Buchanan, J. W. e Bucheler, J. (1995). Sistema de escala vertebral para medir o tamanho do coração canino em radiografias. *J. Am. Vet. Med. Assoc.,* 206(2): 194-199.

Burashnikov, A., Di Diego, J.M. e Zygmunt, A.C. (2007). Bloqueio seletivo do canal de sódio no átrio como estratégia para a supressão da fibrilhação auricular: Differences in sodium channel inactivation between atria and ventricles and the role of ranolazine. Circulation, 116:1449-1457.

Calvert, C.A. (1995). Cardiomiopatia canina. In: Manual of Canine and Feline Cardiology, eds. Miller MS e Tilley LP, 2nd ed., W.B. Saunders, Toronto, Canadá, pp 145-161.

Calvert, C.A.I., Hall, G., Jacobs, G. e Pickus, C. (1997). Achados clínicos e patológicos em Doberman Pinschers com cardiomiopatia oculta que morreram subitamente ou desenvolveram insuficiência cardíaca congestiva: 54 casos (1984- 1991). *J. Am. Vet. Med. Assoc.,* 4:505-511.

Carl, S. (2008). Variações específicas da raça da cardiomiopatia em cães, revista DVM News.

Caryn, R. e Mark, O. (2008). Biomarcadores no diagnóstico de doenças cardíacas caninas. Veterinary Focus, 18(3):2-6.

Castro, M.G., Veado, J.C.C., Silva, E.F. e Araujo, R.B. (2009). Estudo retrospetivo ecodopplercardiográfico das principais cardiopatias diagnosticadas em cães, *Arquivo Brasileiro de Medicina Veterinaria e Zootecnia,* 61(5).

Changkija, B. (2007). Estudos electrocardiográficos em cães com referências à gestão de taquiarritmias cardíacas por dias alternados. Instituto Indiano de Investigação Veterinária, Izatnagar. Tese de Mestrado.

Changkija, B., Chandhari, S. e Varshney, J. P. (2006b). Inclinação da cabeça associada a erliquiose em cadela Dachshund. *J. Remount Vet. Corps,* 42:105-109.

Changkija, B., Varshney, J. P. e Gopinathan, A. (2006a). Myocardial infarction in a Pomeranian dogs - a case report. Intas Polivet, 6(2):158- 159.

Chandler, E.A., Evans, J.M., Singleton, W.B., Startup, F.G., Sutton, J.B. e Tavernor, W.D. (1979). Canine medicine and Therapeutics. Publicações científicas Blackwell, Osney mead, Oxford, Londres, pp 248-262.

Chris, A., Valerie, C., Eric, B., Sandrine, R., Frederique, W. e Fabrice, T. (2004). Comparação dos efeitos do imidapril e do enalapril num ensaio prospetivo, multicêntrico e aleatório em cães com insuficiência cardíaca adquirida naturalmente. Jornal de Cardiologia Veterinária, (6):2.

Christophe, W.L. (1984). Sinais ecocardiográficos e clínicos de cardiomiopatia dilatada canina. Journal of Small Animal Practice, 25(2):59-70.

Christopher, R., Lamb, M. A. e Adrian, B.M.A. (2002). Papel da radiografia de levantamento no diagnóstico de doença cardíaca canina. *Diagn. Can. Cardiac Dis.,* 24(4):316- 352.

Clarke, E.A. (2007). Uma abordagem da doença cardíaca adquirida assintomática em cães. Actas da Associação Mundial de Veterinários de Pequenos Animais, Sydney, Austrália.

Cote, E. e Ettinger, S.J. (2005). Eletrocardiografia e arritmias cardíacas. In: Ettinger, S. J., Feldman E. C., ed. Textbook of veterinary internal medicine, 6th edn. St Louis: Saunders, pp 1040-1076.

Detweiler, D. K. (1997). Eletrocardiografia em estudos toxicológicos. In: Comprehensive Toxicology (Stipes G., McQueen A., Gandolfi A. J.). *Pergamon Press,* Nova Iorque, pp 95-115.

Dhanapalan, P. (2003). Interpretação electrocardiográfica de anomalias cardíacas em cães. *Indian J. Canine Pract.,* 3(1):1-6.

Drzewiecki, G.M. e Li, J.J. (1998). Analysis and assessment of cardiovascular function, *Springer Verley, New York, Inc:* 133.

Duerr, F. M., Carr, A. P., Duke T., Shmon, C. L. e Monnet, E. (2007). Prevalência de arritmia perioperatória em 50 cães jovens e saudáveis. *Cana. Vet. J.,* 48(2):162-177.

Dukes, M.E.J. (2000). Cardiomiopatia dilatada canina, fisiopatologia e tratamento. *Na prática,* 22:620-26.

Dukes, M.E.J., Borgarelli, M. e Tidholm, A. (2003). A cardiomiopatia dilatada canina do grupo de trabalho da ESVC: Proposta de diretrizes para o diagnóstico da cardiomiopatia dilatada idiopática canina. Jornal de Cardiologia Veterinária, 5:7-19.

Duygu, C., Meral, Y., Bakirel, U. e Kazanci, D. (2009). Níveis de Troponina Cardíaca em Cães com Cardiomiopatia Dilatada. *Kafkas. Univ. Vet. Fak. Derg.,* 15 (1):13-17.

Edwards N. J. e Tilley L. P. (1985). Cardiopatias congénitas. In: Bojrab J. M., Pathophysiology in Small Animal Surgery. Lea & Febiger, Philadelphia, pp 156.

Eldredge, D.M., Carlson, L.D., Carlson, D.G. e Giffin, J. M. (2007). Dog Owner's Home Veterinary Handbook, Quarta Edição. Hoboken, N.J.: Howell Book House.

Ettinger, S.J., Lebobinne, G. e Cote, E. (2000). Eletrocardiografia: Textbook of Veterinary Internal Medicine: disease of dog and cat. 5th edn. W.B. Saunders, Philadelphia, 1:800-883.

Evans, T., Johnson, C. e Wernham, J. (2007). Cardiovascular Insight: Um estudo global das perspectivas da categoria. *Wood Mackenzie.*

Ghadiri, A., Avizeh, R. e Fazli, G. (2010). Escala cardíaca vertebral de raças grandes comuns de cães no Irão. *Int.J.Vet.Res.,* 4(2):107-111.

Greco, D.S., Biller, B. e Van, L.C. (2003). Medição do peptídeo atrialnatriurético plasmático como indicador de prognóstico em cães com doença cardíaca. *Can. Vet. J.,* 44:293-297.

Guglielmini, C., Pietra, M. e Cipone, M. (2001). Defeito do septo aorticopulmonar num cão pastor alemão. *J. Am. Anim. Hosp. Assoc.*, 37(5):433-437.

Gulanber, E.G., Ramazan, G., Umit, K., Ozgur, A. e Biricik, H.S. (2005). Sistema de escala vertebral para medir o tamanho do coração em radiografias torácicas de *cães* pastor turco (Kangal). *Turk. J. Vet. Anim. Sci.*, 29:723-726.

Gupta, D.K., Singh, J.L. e Mahesh K. (2007). Alterações clínico-patológicas na arritmia cardíaca em cães. *Indian j. vet. Med.*, 27(2):91-94.

Guyton, A.C. e Hall, J.E. (2004). Textbook of Medical Physiology.11th edn. S. W. Saunders Company, Philadelphia, pp 106.

Haddad, G.G., Jeng, H.J., Lee, S.H. e Lai, T.L. (1984). Variações rítmicas no intervalo R-R durante o sono e a vigília em cachorros e cães. *Am. J. Physiol. Heart Circ. Physiology,* 247:67-73.

Hansson, K., Haggstrom, J., Kvart, C. e Lord, P. (2005). Variabilidade interobservador das medições do tamanho do coração vertebral em cães com corações normais e aumentados. *Vet. Radiol.Ultrasound.*, 46:122-30.

Jens, H. (2008). Cardiomiopatia dilatada em cães: diagnóstico e tratamento. Actas do 33.º Congresso Mundial de Veterinários de Pequenos Animais, Dublin, Irlanda, pp109-111.

John, E.R. (2002). Uso de metoprolol em cães com doença cardíaca adquirida. Jornal de Cardiologia Veterinária, (4):2.

Jones, T.C., Hunt, R.D. e King, N.W. (1997). Veterinary Patholo, 6 " ed.. Williams and Wilkins, Baltimore.

Josephson, M.E. e Kastor, J.A. (1 977). Taquicardia supraventricular, mecanismos e tratamento. Ann. Intern. Med., 87:346-358.

Joshua, A.S., Kathryn, M.M., Alan, W.S., Shianne, L.K. e Ryan, D.B. (2010). Avaliação Electrocardiográfica Ambulatória de Boxers Adultos Clinicamente Normais. Journal of the American Veterinary Medical Association, 236(4):430-433.

Kathryn, M. M. (2002). Cardiomiopatia dilatada canina: Reconhecimento e gestão clínica. The 26th Annual WALTHAM Diets/ OSU Symposium, Small Animal Cardiology, The Ohio State University.

Kathryn, M.M. (2005). Canine dilated cardiomyopathy: insights into diagnosis and mangement, Small Animal Cardiology. Actas da Conferência Veterinária Norte-Americana, pp 119-121.

Koch, J., Pedersen, H.D. e Jensen, A.L. (1996). Diagnóstico ecocardiográfico em modo M da cardiomiopatia dilatada em cães de raça gigante. *Zentralbl. Veterinär. med.*, 43:297-304.

Kovacevic, A., Duras, M., e Gomercic, T. (1999). Contribuição para a normalização da frequência cardíaca e dos valores electrocardiográficos em Doberman pinschers. Vet. Arhiv., 69:211-219.

Kumar, K.S., Tirumale Rao, D.S. e Snigari, N.A. (2011). Diagnóstico eletrocardiográfico de doenças cardíacas em cães. Um estudo de dois anos (2007-2009). Intas Polivet, 12(2):254-260.

Ladenson, J.H. (2007). Uma história pessoal de marcadores de lesão de miócitos [enfarte do miocárdio]. *Clin. Chim. Ata,* 381:3-8.

Lamb, C.R. e Boswood, A. (2002). Papel da radiografia de levantamento no diagnóstico de doença cardíaca canina. *Comp. Cont. Ed. Prac. Vet.,* 24:316-326.

Lamb, C.R., Tyler, M., Boswood, A., Skelly, B.J. e Cain, M. (2000). Avaliação do valor da escala do coração vertebral no diagnóstico radiográfico de doença cardíaca em cães. *Vet. Rec.,* 146:687-690.

Lamb, C.R., Wilkeley, H. e Boswood, A. (2001). Utilização de intervalos específicos de raça para a escala cardíaca vertebral como auxílio ao diagnóstico radiográfico de doença cardíaca em cães. *Vet. Rec.,* 148:707-711.

Lister, A.L. e Buchanan, J.W. (2000). Sistema de escala vertebral para medir o tamanho do coração em radiografias de gatos. *J. Am. Vet. Med. Assoc.,* 216:210-214.

Lunney, J. e Ettinger, S.J. (1995). Arritmias cardíacas. In: Textbook of Veterinary Internal Medicine. *4ª ed., W.B. Saunders Co. W.B. Saunders Co., Philadelphia,* pp 956-995.

Margaret, M.S., Craig, A.C. e Larry, L.L. (2001). Troponina I cardíaca no cão e no gato normais. *J.Vet. Inter. Med.,* 15:501-503.

Maria, C.C. (2012). Cardiomiopatia restritiva. *Veterinary Focus,* 22(1):32-38.

Marin, L.M., Brown, J., McBrien, C., Baumwart, R., Samii, V.F. e Couto, C.G. (2007). Vertebral heart size racing greyhounds. *Veterinary Radiology and Ultrasound*, 48(4):332-334.

Mark, A.O. (2006). Utilização de beta-bloqueadores no tratamento da cardiomiopatia dilatada canina e da doença da válvula mitral. Congresso Internacional da Associação Italiana de Veterinários de Animais de Companhia, Rimini, Itália. 80-82.

Mark, A.O. (2009). Marcadores bioquímicos de doenças cardíacas. *Procedimentos da Conferência Veterinária do Sul da Europa SEVC, Barcelona, Espanha.*

Mark, A.O. e Philip, F. S. (2004). Validação de um imunoensaio para a medição da troponina-I cardíaca canina. Jornal de Cardiologia Veterinária, (6):2.

Mark, A.O., Sisson e Solter (2007). Prospective screening for occult cardiomyopathy in dogs by measurement of plasma atrial natriuretic peptide, B-type natriuretic peptide, and cardiac troponin-I concentrations. *American Journal of Veterinary Research,* 68(1):42-47.

Martin, M.W.S., Stafford, J., Strehlau, M.J. e King, G.J.N. (2010). Cardiomiopatia dilatada canina: Um estudo retrospetivo de achados prognósticos em 367 casos clínicos. Journal of Small Animal Practice, 51(8):428-436.

Martinez, P.Y. (2008). Canine Dilated Cardiomyopathy, Actas da Conferência Veterinária do Sul da Europa & Congreso Nacional AVEPA, Barcelona, Espanha.

Matthew, W.M. (2005). Cardiomiopatia canina: Dobermans, Boxers e Mais. *In: 50° Congresso Nacional Multisala, SCIVAC, Rimini, Itália.*

Melian, C., Stefenacci, J. e Peterson, M. (1999). Achados radiográficos em cães com hipoadrenocorticismo primário de ocorrência natural. *J. Am. Anim. Hosp. Assoc.,* 35 :208-212.

Meurs, K.M., Miller, M.W. e Wright, N.A. (2001). Caraterísticas clínicas da cardiomiopatia dilatada em Grandes Dinamarqueses e resultados de uma análise de pedigree: 17 casos (1990-2000). *J. Am. Vet. Med. Assoc.,* 218:729-732.

Michael, J. (2008). Eletrocardiografia em cães, Veterinary Focus, 18(3):47-51.

Mike, M. (2007). Small Animal ECGs An introductory guide Second Edition. Blackwell Publishing Ltd, Garsington Road, Oxford, Reino Unido.

Moise, N.S. (1998). Da célula à gaiola: Influências autonómicas nos ritmos cardíacos do cão. *J. Small Anim. Pract.,* 39(10):460-468.

Moon, H.L., Seunng, G.L., Sang, E. e Hyun, C. B. (2007). Insuficiência valvular aórtica congénita causada por estrutura valvular anormal em cão Labrador Retriever, *J. Vet. Clinics,* 24(2):233-237.

Nakayama, H., Nakayama, T. e Hamlin, R.L. (2001). Correlação entre o aumento cardíaco avaliado pelo tamanho do coração vertebral e os achados ecocardiográficos e electrocardiográficos em cães com cardiomegalia em evolução devido à estimulação ventricular rápida. *J. Vet. Intern. Med.,* 15(3):217-21.

Nelson, R.W. e Guillermo, C.G. (2009). Medicina Interna de Pequenos Animais. 4th ed. St Louis, MO: Mosby Elsevier; 1-93 e 128-141.

Noszcyzk, N.A., Paslawaska, U. e Nicpon, J. (2010). Análise da arritmia paroxística durante a monitorização holter de 24 horas. *Medycyna waterynaryjna,* 47:50-60.

Noszczyk, N. A. (2011). NT-pro-BNP e troponina I como preditores de mortalidade em cães com insuficiência cardíaca. *Po.l J. Vet. Sci.,* 14(4):551-6.

Oyama, M. e Sisson, D. (2004). Concentração de troponina-I cardíaca em cães com doença cardíaca. *J. Vet. Intern. Med.,* 18:831-839.

Oyama, M., Sisson, D. e Solter, P. (2007). Prospective screening for occult cardiomyopathy in dogs by measurement of plasma atrial natriuretic peptide, B-type natriuretic peptide and cardiac troponin-I concentrations. *Am. J. Vet. Res.,* 68(1):42-47.

Paddleford, R.R. (1999). Manual of small animal anesthesia, Saunders Company Ltd., Philadelphia, pp 267-317.

Parker, H.G., Meurs, K.M. e Ostrander, E.A. (2006). Finding cardiovascular disease genes in the dog, Journal of Veterinary Cardiology, 8:115-127.

Patterson, D.F., Detweiler, D.K. e Botts, R.P. (1961). Arritmias cardíacas anormais espontâneas e distúrbios de condução em cães (Um estudo clínico e patológico de 3000 cães). *Am. J. Vet. Res.,* 25:255-262.

Pedro, B.M., Alves, J.V., Cripps, P.J., Stafford, J.M.J. e Martin, M.W. (2011). Associação da duração do QRS e sobrevivência em cães com cardiomiopatia dilatada: um estudo retrospetivo de 266 casos clínicos. *J Vet Cardiol,* 13(4):243-9.

Philip, F.S. (2007). Biomarcadores clínicos de lesões e doenças cardíacas Actas das reuniões anuais da ACVP/ASVCP, Savannah, Geórgia.

Priyanka (2012). Estudos clínicos sobre arritmias caninas, Faculdade de Veterinária e Ciência Animal, Bikaner. Tese de Mestrado.

Richardson, P., McKenna, W., Bristow, M., Maisch, B., Mautner, B., O'Comell, L. O.E., Thiene, G., Goodwüi, J., Gyarfas, Martin, Nordet, P. (1996). Relatório da Task Force de 1993 da Organização Mundial de Saúde/Sociedade Internacional e Federação de Cardiologia sobre a Definição e Classificação das Cardiomiopatias. Circulation, 93:841-2.

Rishniw, M., Barr, S.C., Simpson, K.W., Winand, N.J. e Wootton, J.A. (2004). Clonagem e sequenciação dos genes da troponina I cardíaca canina e felina. *Am. J. Vet. Res.,* 65:53-58.

Robinson, W.F. e Maxie, M.G. (1993). O sistema cardiovascular. In: Pathology of Domestic Animais, eds. Jubb KVF, Kennedy PC, Palmer N. 4" ed., Academic Press, San Diego, (2):1-100.

Root, C.R. e Bahr, R.J. (2002). The heart and great vessels in Textbook of diagnostic veterinary radiology, Thrall DE 4 edition, W.B. Saunders Company, Philadelphia, pp: 402-419.

Roudebush, P., Keene, B.W. e Mizelle, H.L, (2000). Cardiovascular disease. In: Hand, M.S., Thatcher, C.D., Roudebush, P., eds. Small Animal Clinical Nutrition. 4th ed., MO: Wals Worth Publishing, Marceline, 529-562.

Sarita, D., Jani, R. G., Varshney, J. P. e Pande, A. M. (2009). Alterações clinicopatológicas em doenças cardíacas de cães. *Indian J. Vet. Med.,* 29:20-22.

Satish, K. K., TirumalaRao D. S. e AlahSingari, N. (2011). Diagnóstico eletrocardiográfico de perturbações cardíacas em cães - Um estudo de dois anos (2007-2009), Intas Polivet, 12(2):254-260.

Schmidlin, O. (1992). Effect of physiological aging on cardiac electrophysiology in perfused fischer 344 rat hearts. *Am. J. Physiol,* 262:97.

Shaw, S.P., Rozanski, E.A. e Rush, J.E. (2004). Troponina I e T cardíaca em cães com efusão pericárdica. *J. Vet. Intern. Med.,* 18:322-324.

Shawn, P.M. (2003). The Cardiovascular Examination: In small animal cardiology, Butterworth Hanieman, Elsevier Science (USA). Westline Industrial Drive St. Louis, Missouri, pp 12-13 e 15-29.

Sisson, D., O'Grady, M.R. e Calvert, C.A. (1999). Doenças do miocárdio em cães. *In:* Livro-texto de cardiologia canina e felina: Principles and Clinical Practice, ed. Fox, P.R., Sisson, D. e Moise, N.S.W.B., Saunders, Philadelphia. , pp. 581-619.

Sleeper, M. M. e Buchanan, J. W. (1999). Sistema de escala vertebral para medir o tamanho do coração em cachorros. *J. Vet. Int. Med.,* 13:265.

Stephenson, H.M., Fonfara, S., Lopez, A.J., Cripps, P. e Dukes, M.J. (2012). Rastreio da cardiomiopatia dilatada em dinamarqueses no Reino Unido. *J. Vet. Int. Med.,* 26(5):1140-1147.

Strickland, K.N. (2007). Antiarrhythmic Approach for Canine Cardiomyopathy (Abordagem Antiarrítmica para Cardiomiopatia Canina). Serviço Internacional de Informação Veterinária, Ithaca, NY.

Tarducci, A., Borgarelli, M. e Zanatta, R. (2003). Cardiomiopatia dilatada assintomática em grandes dinamarqueses: caraterísticas clínicas, electrocardiográficas, ecocardiográficas e de eco-Doppler. *Vet. Res. Commun.*, 27(1):799-802.

Tidholm, A. (2006). Sobrevivência em cães com cardiomiopatia dilatada e insuficiência cardíaca congestiva tratados com digoxina, furosemida e propranolol: Um estudo retrospetivo de 62 cães. Jornal de Cardiologia Veterinária, (8):41-47.

Tidholm, A. e Jonsson, L. (1997). Um estudo retrospetivo da cardiomiopatia caninedilada. *J. Am. Anim. Hosp. Assoc.,* 33:544-550.

Tidholm, A. e Jonsson, L. (2005). Caracterização histológica da cardiomiopatia dilatada canina. *Vet. Pathol,* 42:1-8.

Tilley, L.P. (1985). Essentials of canine and faline electrocardiography interpretation and treatment. 2nd edn. Lea and Febiger, Philadelphia, pp 320.

Tilley, L.P. (1992). Essentials of canine and feline electrocardiography: interpretation and treatment. 3rd edn. Lea & Febiger, Philadelphia, pp 470.

Van, V.J.F., Ferrans, V.J. e Weirich, W.E. (1981). Alterações patológicas na cardiomiopatia congestiva de cães. *Am. J. Vet. Res.,* 42(3):416-24.

Varshney, J.P. (2005). Remoção de taquicardia atrial paroxística com administração oral de digitalis 6c em cães. Conferência internacional sobre o ponto atual da homeopatia veterinária. Realizada em *São Petersburgo, Rússia.* 21 -22 de dezembro de 2003.

Varshney, J.P. e Kumar, A. (2004). Hipoglicemia juvenil num cachorro da Pomerânia. *J. Remount Vet. Corp.,* 43:27-30.

Varshney, J.P. e Tiwari, P. (2002a). Electrocardiographic and clinical-biochemical features of trypanosomosis in dogs with natural infection of Trypanosoma Evansi. *J. Can. Dev. Res.,* 2:51-54.

Varshney, J.P., Deshmukh, V. V. e Chouchary, P. S. (2011 a). Atrial fibrillation/atrial flutteres in dogs and it's management. Intas Polivet, 12(2):271-273.

Varshney, J.P., Deshmukh, V. V. e Choudhary, P. S. (2011 b). Insuficiência cardíaca congestiva em cães. Um estudo prospetivo. Intas Polivet, 12(2):261-267.

Varshney, J.P., Choudhary, P. S. e Sutaria P. (2011 c). Emergency management of toad poisoning in a dog. Intas Polivet, 12(2):255-226.

Vecchio, L.D., Marin, L.M., Baumwart, R., Lazbik, M.C., Westendorf, N. e Couto, C. G. (2009). Concentração Sérica de Troponina I Cardíaca em Galgos de Corrida Reformados. *J. Vet. Intern. Med.,* 23:87-90.

Vollmar, A.C. (2000). A prevalência de cardiomiopatia no Irish Wolfhound: um estudo clínico de 500 cães. *J. Am. Anim. Hosp. Assoc.,* 36(2):125-32.

Wess, G., Schulze, A., Butz, V., Simak, J., Killich, M., Keller, L.J.M., Maeurer, J. e Hartmann, K. (2010). Prevalência de cardiomiopatia dilatada em Doberman Pinschers em várias faixas etárias. *J. Vet. Intern. Med.,* 24(3):533- 538.

Winder, S.J. e Walsh, M.P. (1993). Calponin: thin filament linked regulation of smooth muscle. Cell Signal, (5)677-86.

Wynne, J. e Braunwald, E. (1992). As cardiomiopatias e miocardites: Danos tóxicos, químicos e físicos aos mesmos. In: Heart Disease: A Teabook of Cardiovascular Medicine, 4m ed., ed., Braunwald E, W.B. Saunders, Philadelphia, (2):1398-145.

Yamaki, F.L., Soares, E.G., Pereira, G.G., Sliveria, V.M. e Larsson, M.H.M.A. (2007). Monitorização electrocardiográfica ambulatória de vinte e quatro horas em cães com cardiomiopatia dilatada idiopática. *Arqnivo. Brasileiro. De Medicina. Veterinariae. Zootecnia.,* 56(6):1417-1424.

Yung, C.K., Halperin, V.L. e Tomaselli, G.F. (2004). Gene expression profiles in end-stage human idiopathic dilated cardiomyopathy: altered expression of apoptotic and cytoskeletal genes. Genómica, 83:281-297.

RESUMO

O presente estudo foi realizado com o objetivo de estudar o perfil clínico, o perfil eletrocardiográfico, comparar a eficácia dos ECGs, da radiografia e da Troponina I cardíaca e proceder a um tratamento racional.

A taxa de prevalência global de cardiomiopatia em cães foi de 6,57% (23/350). Os cães da raça Pomerânia e Pastor Alemão predominaram no cenário com maior frequência de cardiomiopatia em cães machos. O grupo etário com mais de 5 anos de idade apresentou uma frequência elevada de cardiomiopatia.

Anorexia/redução do apetite, fraqueza/depressão/embotamento, esforço fácil, apetite refratário, ascite, fraqueza posterior, tosse, dispneia, distensão/pulsação jugular, membrana mucosa pálida/ turva/cianótica, perda de peso, pulso femoral fraco/défice de pulso e síncope foram os sinais clínicos predominantes dos cães cardiomiopatas.

A silhueta radiográfica do coração na maioria dos casos estava dentro do limite e o escore cardíaco vertebral (VHS) era maior ou igual a 8,7 a menor ou igual a 10,7.

Com base nas caraterísticas electrocardiográficas, foram diagnosticados 11 tipos de cardiomiopatia: taquicardia sinusal (8,69%), arritmia sinusal (4,34%), aumento da aurícula direita (4,34%), aumento da aurícula esquerda (21.73%), taquicardia auricular (8,69%), fibrilhação auricular (17,39%), complexo prematuro auricular (8,69%), aumento do ventrículo esquerdo (34,78%), complexo prematuro ventricular (13,04%), taquicardia ventricular (8,69%) e paragem sinusal (13,04%).

Na maioria dos casos (95,65%), a troponina I cardíaca foi considerada positiva (>0,1 ng/ml). A troponina I cardíaca é altamente sensível para diagnosticar a cardiomiopatia.

Apêndice I: Valores de temperatura, respiração e frequência de pulso em cães cardiomiopatas.

S. Não.	Temperatura (° F)	Respiração/min.	Impulso/min.
Cães cardiomiopatas (n=23)			
1	101.2	18	220
2	101.2	19	120
3	101.8	17	110
4	100.4	15	164
5	100.8	20	160
6	101.2	18	100
7	101.6	19	80
8	102.0	17	140
9	101.2	18	154
10	101.6	19	120
11	101.4	16	104
12	101.2	18	172
13	100.2	18	162
14	101.2	19	145
15	100.8	15	140
16	100.8	16	150
17	100.6	18	90
18	101.8	16	140
19	101.2	15	102
20	100.4	19	104
21	101.6	17	120
22	101.2	16	108
23	101.4	17	126
Média ± SE	101.16±0.099	17.39±0.30	131.78±6.69

Apêndice II: Medidas electrocardiográficas em cães cardiomiopatas

S. Não.	Onda P (seg.)	Onda P (mV)	Complexo QRS (seg.)	Onda R (mV)	Segmento ST	Intervalo R-R (seg.)	Frequência cardíaca/min.
1	0.07	0.1	0.07	>2.5	E >0.15	0.28	220
2			0.04	1.4	D >0.2	0.48-0.68	120
3	0.05	0.3	0.04	1.7		0.4-1.08	110
4	0.08	0.2	0.07	1.3		0.36	164
5	0.04	0.1	0.08	>3.0		0.28	160
6	0.04	0.2	0.04	1.4		0.4	100
7	0.04	0.2	0.04	1.6		0.8	VHR-80, AHR- 260
8	0.04	0.3	0.05	>3,0mV	D>0.2	0.52	140
9	0.04	0.2	0.04	1.9		0.32	154
10			0.04	1.2		0.4	120
11	0.04	0.2	0.04	1.8	E >0.15	0.48-0.12	104
12	0.07	0.2	0.07	1.9	Cofragem ST	0.36	172
13	0.04	0.2	0.05	2.2	Cofragem ST	0.04	162
14	0.04	0.3	0.04	1.4		0.36	145
15	0.04	0.1	0.04	1.2		0.44	140
16			0.04	1.6		0.36	150
17	0.04	0.3	0.07	1.3	D >0.2	0.66	90
18	0.04	0.2	0.04	1.5		0.48	140
19	0.04	0.1	0.04	2.4		0.44-1.06	102
20	0.06	0.3	0.08	1.4		0.52	104
21			0.07	1.8	D >0.2	0.48	120
22	0.04	0.3	0.04	1.6		0.52	108
23	0.04	0.3	0.04	1.4		0.4	126

E - Elevação, D - Depressão

VHR - Frequência cardíaca ventricular, AHR - Frequência cardíaca atrial

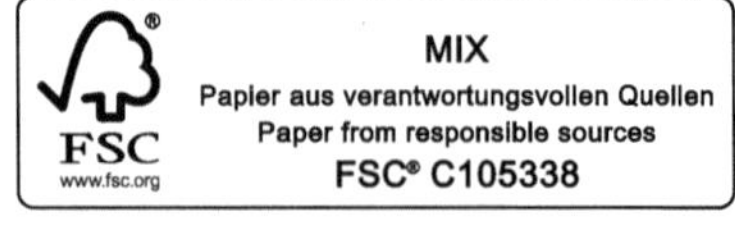

Printed by Books on Demand GmbH, Norderstedt / Germany